ひと晩でズキズキ頭痛が7割消える!

簡単マスクシートで肩こり・疲れ目もすっきり解消

齊藤徳翁

GENTOSHA

JN259961

はじめに

頭痛治療の〝常識〟が根底からくつがえる

慢性の頭痛に悩まされている人は、全国におよそ3000万人もいるとされています。この本を手にとられたあなたもそのひとりかもしれません。

最初に申し上げておきましょう。

この本には、これまでみなさんが頭痛に関して見聞きしてきたこととは、かなり違うことが書かれています。頭痛はもちろんのこと、体の痛みをとる方法に関しても、これまでどんなお医者さんもおっしゃることのなかった新しいノウハウが載っています。

このノウハウを試してみれば、みなさんのこれまでの〝痛みに関する常識〟は大きくくつがえることでしょう。きっと、これまでさんざん痛みに悩まされてきたことがバカらしく思えるくらい、あっけないほど簡単に慢性症状との縁が切れることになるはずです。

このような話を聞いて、おそらくみなさんのなかには、「頭痛とそんなに簡単にお別れできるわけがないじゃない」と思っている方もいらっしゃるのではないでしょうか。

すぐには信じられないのも無理はありません。

なにしろ、慢性の頭痛持ちの方のなかには、長年ずっと痛みにつき合わされてきて、治すのをほとんどあきらめてしまっている方も少なくないのですから。

たとえばみなさんは、頭痛という病気に関して、次のような固定観念を抱いてしまってはいませんか？


「慢性の頭痛は、ひたすら我慢してやりすごすしかない」

「どうせ病院へ行ったって治らないし、この先どんな治療をしたって、完全に頭痛と別れられることなんかない」

「頭痛は〝体質〟のようなものだから、仕方ないとあきらめるしかない」

「持病の頭痛発作に襲われたら、鎮痛剤に頼るしかない」

「慢性の頭痛を根本からなくす方法なんて、どこをどう探してもあるわけがない」
「頭痛は一生つき合っていかなくてはいけない病気だ」

いかがでしょう。このように、「頭痛は治らないもの」「頭痛は我慢して耐えなくてはならないもの」と思い込んでいる方は非常にたくさんいらっしゃいます。そのため、「頭痛が治る」と言われても、にわかには信じられなくなってしまっているわけです。

しかし、頭痛は治るのです。

実際に、私の患者さんには、慢性の頭痛と完全に縁を切ることができた方々が大勢いらっしゃいます。いったん縁を切ってしまえば、もう痛みに耐えて我慢することもなくなり、仕事や家事の最中、痛みに邪魔をされることもありません。しかも、一時的な効果ではなく再発することもなくなりますから、「頭痛に襲われるかもしれない」という不安から解放されて、鎮痛剤とは無縁の生活を送ることができるようになります。つまり、ずっとしつこくつきまとってきた〝頭痛という嫌なヤツ〟にきっぱり絶縁状をたたきつけることができるのです。

この本では、これからそのノウハウをご紹介していきます。

ですから、ぜひみなさん、まずは「頭痛は治らない」という考えをいったんきれいに捨て去ってから、この本を読み始めてください。

まだあきらめる必要はないのです。もしあきらめるのであれば、この本を読んで、そのノウハウを試してみてからでも遅くはないでしょう。

神経の流れをよくすれば、痛みが解消される

私は、静岡県沼津市において治療院を開業しているのですが、日々の治療のかたわら、20年以上にわたって『痛みのメカニズム』について調べてきました。毎日患者さんの〝痛み〟に接しながら、「痛みの発生源はどこにあるのか」「痛みはどういうルートをたどっていくのか」「どこをどうケアすれば痛みが減るのか」といったことを独自に研究してきたわけです。

そして、こうした長年の研究と経験をもとにして独自に考案した治療法が『神経最

適化療法』です。

私の治療院では、この治療法により、日々大勢の患者さんが痛みから解放されています。慢性頭痛の患者さんだけではありません。腰痛やひざ痛の患者さんも、肩や背中が痛いという患者さんも、打撲《だぼく》やねんざで足を引きずっている患者さんも、みなさん痛みから解放されています。

それに、私の治療院には、有名なプロ野球選手やオリンピックのメダリストなど、アスリートの方々もたくさん訪れています。こうしたアスリートの方々は、常に体のどこかに痛みを感じながらプレーしている人が多いもの。ひざや腰などに〝爆弾〟を抱えながらプレーしている方もいらっしゃいます。そういった痛みやトラブルも、この『神経最適化療法』できれいになくすことができるため、日常的にスポーツをされる方々にたいへんよろこばれているのです。

いったい、どんな方法で痛みをとって治療していくのか、みなさんもきっと気になっていることと思います。

では、ここでおおまかにご説明しておきましょう。

『神経最適化療法』とは、ごく簡単に言ってしまえば「神経の流れをよくする治療法」

です。

体の痛みを感じているのは脳。その痛みを脳に伝えているのは神経です。患部に発生する痛みは電気信号化され、その信号が神経に入り、神経から脊髄《せきずい》を通って脳へと伝えられています。言わば、「痛みを発する患部」と「痛みを感じる脳」とはお互いに神経のラインで結ばれているわけです。

たとえば、脳と患部が神経という道路で結ばれていたとしましょう。痛みの発生源である患部では、自動車の衝突事故などの大トラブルが起きていて、しばらく復旧不可能だと思ってください。すると、事故現場から脳へ向かう道路の流れも悪くなって、路面が荒れて通りにくくなったり渋滞が起きたりといった支障が起きるようになります。そして、このように神経の流れが悪くなると、患部の痛みがいつまでもとれなかったり、患部と脳とをつなぐライン上で別の痛みが現われたりといった問題が起きるようになるのです。

要するに、痛みの発生源と脳とをつなぐ神経の流れに問題があるから、しつこく痛みが続いたり、長年痛みに悩まされたりということになっていく。私は、慢性の痛みのほとんどは、こうした神経の流れのトラブルから引き起こされていると考えています。だから、事故現場や道路を元通りに直し、神経の流れをよくすることによって痛みを解消させていこうというわけです。

ただ、おそらくみなさんのなかには疑問をお持ちの方もいらっしゃるのではないかと思います。きっとそれは「神経の流れをよくしたら、痛みも伝わりやすくなっちゃうんじゃないの？」という疑問ではないでしょうか。

ところが、大丈夫なのです。

じつは、この点が私の考案した治療法の最大のポイントなのですが、まず最初に『痛みの発生領域』の現場全体をしっかり封鎖すると、神経が痛みを脳に伝えにくくなるのです。

そのメカニズムについては後ほどくわしくご説明しますが、痛みというものには『領域』があり、その領域全体をシートなどでマスク（覆い隠す）して圧をかけると、神経が痛覚よりも圧覚・触覚を優先して伝えるようになり、痛みが伝わりにくくなるのです。実際に試していただくとわかりますが、『痛みの領域』をマスクシートできっちり封鎖すると、ピタッと痛みが止まったり、大幅に痛みが軽減したりするようになります。言わば、『痛みの領域』にフタをすることによって、痛みを封じ込めてしまうことができるわけです。

ですから、この治療法のアウトラインをざっくりと述べるなら、「痛みの発生領域を特定する」→「その痛み領域をマスクシートで覆う」→「患部の痛みを解消させる」→「脳と患部をつなぐラインの神経の流れをよくする」という手順で慢性化した痛みを治していくということになります。

みなさん、どんな治療法か、おぼろげにイメージできたでしょうか。

この『神経最適化療法』により、大勢の方々が長年悩まされ続けてきた痛みから解放されているのです。

もう痛みに耐える必要も、発作を恐れる必要もない

私が考案した『神経最適化療法』は、じつにさまざまな痛みやトラブルに対応できます。

もちろん慢性の頭痛も治ります。片頭痛も、緊張性頭痛も、群発頭痛も、痛みの発

生領域を封鎖して神経の流れを回復させると、頭痛に悩まされることがピタッとなくなるのです。

頭痛の場合、痛みの発生領域は首の頸椎《けいつい》付近にあり、ここをしっかりマスクすることがポイントになるのですが、これについても後ほどくわしくご紹介することにしましょう。

とにかく、この治療メソッドを実行に移していただければ、もう頭の痛みに耐え続ける必要もなくなるし、頭痛の発作を恐れる必要もなくなるのです。「頭痛につきまとわれっぱなしだった世界」から「頭痛に悩まされることのない世界」へと脱出できることでしょう。

みなさん、決してあきらめることはありません。

慢性頭痛は治るのです。

しかも、遠くまで治療を受けに行ったり、難しい治療を受けたりする必要はありません。この治療法はセルフケアで行なうことが可能です。後にご紹介するノウハウを守って行なっていただければ、自分でやっても、私が施療するのと変わらないくらいの効果を上げることができるはずです。

おそらく、あまりに簡単に治ってしまうことが不思議でしょうがないという方も出てくることでしょう。また、どうして痛みがとれるのか、どうして治癒してしまうのかのメカニズムを知りたいという方もいらっしゃるかもしれません。ですから、本書ではできるだけ科学的な解釈を加えながら、「なぜ治るのか」をご紹介していきたいと考えています。

まずはお読みいただいて、「治るんだ」ということを納得してください。そして、納得したら、さっそく『神経最適化療法』を試してみてください。そうすれば、ご自身の体の変化に驚かれることでしょう。

神経の流れを回復させれば、もう痛みにわずらわされることはなくなります。さあ、みなさん、頭痛のない世界へ旅立ちましょう。

CONTENTS

ひと晩でズキズキ頭痛が7割消える!
簡単マスクシートで肩こり・疲れ目もすっきり解消

PART 1
「痛みの現場」を封鎖すれば、〝頭痛というストーカー〟を撃退できる！

PART 2

慢性の頭痛は「首の神経痛」。何十年も悩まされた症状も数日で治る！

PART 3

『Tの字貼り』で鎮痛剤にさよなら！頭痛を治すセルフケアのコツ

PART 4

神経の流れを回復させれば、もう痛みに悩まされることはなくなる

おわりに

カバーデザイン　渡邊民人（TYPEFACE）
本文イラスト　村山宇希
本文デザイン・DTP　森田祥子（TYPEFACE）
編集協力　高橋明

PART 1

「痛みの現場」を封鎖すれば、〝頭痛というストーカー〟を撃退できる！

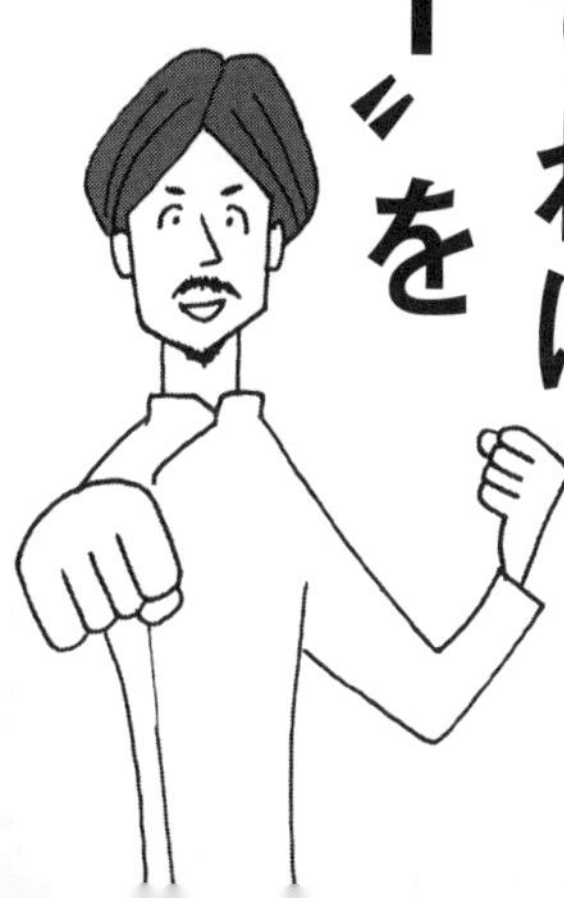

〝厄介で嫌なストーカー〟となんかつき合う必要はない

頭痛はいったいどこからやってくるのでしょう。

みなさんは考えたことがあるでしょうか。

仕事中、ここぞという大事なときに限ってガンガンと頭が痛み始めたり、せっかくの休みで旅行やドライブに来ているのに、しつこい痛みのせいで全然楽しめなかったり……きっとみなさんも、これまでにさんざん〝痛い目〟に遭わされてきているのではないでしょうか。

しかも、頭痛のつらさは、頭痛持ちにしかわからないもの。こっちは痛みで苦しんでいるのに、周りからは「たかが頭痛くらいで」という目で見られてしまうことも少なくありません。そういうときは、いつ襲ってくるかわからない頭痛という存在がうらめしくなることでしょう。しょっちゅう悩まされている人にとっては、頭痛はまるで〝いつまでもしつこくつきまとってくるストーカー〟のような怖い存在なのかもしれません。

みなさんは、その〝厄介なストーカー〟がどこからやってくるのだと思いますか？

別に降って湧いたわけではありません。

痛みが現われるのには、必ず原因があります。体のどこかに何かしらの問題が生じているから、そのシグナルとして痛みが発生するのです。ですから、痛みをなんとかしたいのであれば、その「問題が起きている場所」を特定して、それを解消させていかなくてはなりません。

これはもちろん、慢性の頭痛にも当てはまります。

では、頭痛の場合、その「問題が起きている場所」はどこなのか――。私はその場所は首の頸椎の神経だと考えています。

つまり、頭痛は首からやってくる。首に生じている〝問題〟をしっかり解消させれば、頭痛というストーカーはもう現われなくなるのです。

頭痛という〝厄介なストーカー〟は、どうすることもできない不可抗力の相手なのでは決してありません。「問題が起きている場所」のトラブルをちゃんと解消させていけば、この〝厄介で嫌な相手〟の顔を二度と見なくて済むようにできるのです。

よく、頭痛について書かれた健康書などをひもとくと、「頭痛という相手とうまくつき合っていきましょう」といったことが書かれていますが、私は、そんなことをする必要はまったくないと思っています。

〝厄介で嫌なやつ〟なんかと我慢してつき合うことはありません。しかるべき対処をすれば、ちゃんと〝お別れ〟できるのですから、しっかり手順を踏んで、きっぱり縁を切って二度と顔を合わせないように対処していくべきです。

どういう対処をしていけば、この〝顔も見たくない厄介なストーカー〟と縁を切れるのかについては、これから順を追ってじっくり述べていきたいと思います。「頭痛が首からやってくる」という問題についても、後の章で改めてくわしく説明することにしましょう。

とにかく、ここでは「この嫌なストーカーを撃退することができる」ということをしっかり頭に入れておいてください。

もう、我慢することも、嫌な思いをすることもありません。

みなさん、対処法をしっかり学んで、自分の力で頭痛というストーカーを撃退していきましょう。

なぜ「すべての痛みは神経痛である」と言えるのか

頭痛や首の問題についてくわしく分け入っていく前に、「痛みとはどういうものなのか」を説明しておくことにしましょう。『神経最適化療法』のノウハウをより深くご理解いただくためにも、ぜひみなさんに前もって知っておいていただきたいのです。

私は、すべての痛みは『神経痛』だと考えています。

そもそも、神経が通っていないところは痛みを発することがありません。「痛みがある」ということは、そこに神経が通っているという証拠。人間の体には、全身にわたって神経網が張り巡らされています。毛細血管が全身に行き渡っているのと同じように、あらゆる器官にすき間なく細かい神経が行き渡っているのです。傷ができたり炎症が起こったり圧迫されたりして、こうした末梢に張り巡らされた神経がさかんに刺激されるから〝痛み〟が発生するわけです。

末梢で発生した痛みの刺激は瞬時に電気信号に変えられ、細い神経から太い神経に入り、体の中心を貫く脊髄神経をさかのぼって、またたく間に脳に到達します。そこで初めて「痛い！」と感じることになります。

つまり、痛みを感じているのは脳。転んでひざを打ったときも、包丁で指を切ったときも、歯が痛いときも、肩が張って痛いときも、すべての痛みは神経のラインを通って脳で知覚されているのです。

痛覚だけではありません。温かいか冷たいか（温冷覚）、さわり心地（触覚）、押されたり圧迫されたりする感じ（圧覚）などの刺激情報も、神経をたどって脳で知覚されます。すなわち、末梢で起こった出来事は、つぶさに神経のラインを通って脳に伝えられるようになっているのです。

言わば、脳は神経の親玉のようなもの。脳という全神経を統括《とうかつ》する管制司令室があって、そこから体の各方面すみずみにまで神経のラインが延びている。そのラインは、親玉が目を行き届かせている〝縄張り〟のようなものでしょう。すなわち、脳と末梢との間は常に双方向のケーブルでつながれていて、体の縄張り内で起きた事件はすべてすみやかに親玉に報告されるという情報ネットワークが築かれているわけで

痛みの伝わるメカニズム

❹脳の体性感覚野で痛みを感じる
イタッ
痛覚以外にも、温冷覚、触覚、圧覚などの刺激も同じルートをたどる
❸脊髄を通って脳へ
❶痛み刺激を受けたことで、電気信号が発生
❷末梢神経をさかのぼって電気信号が脊髄へ

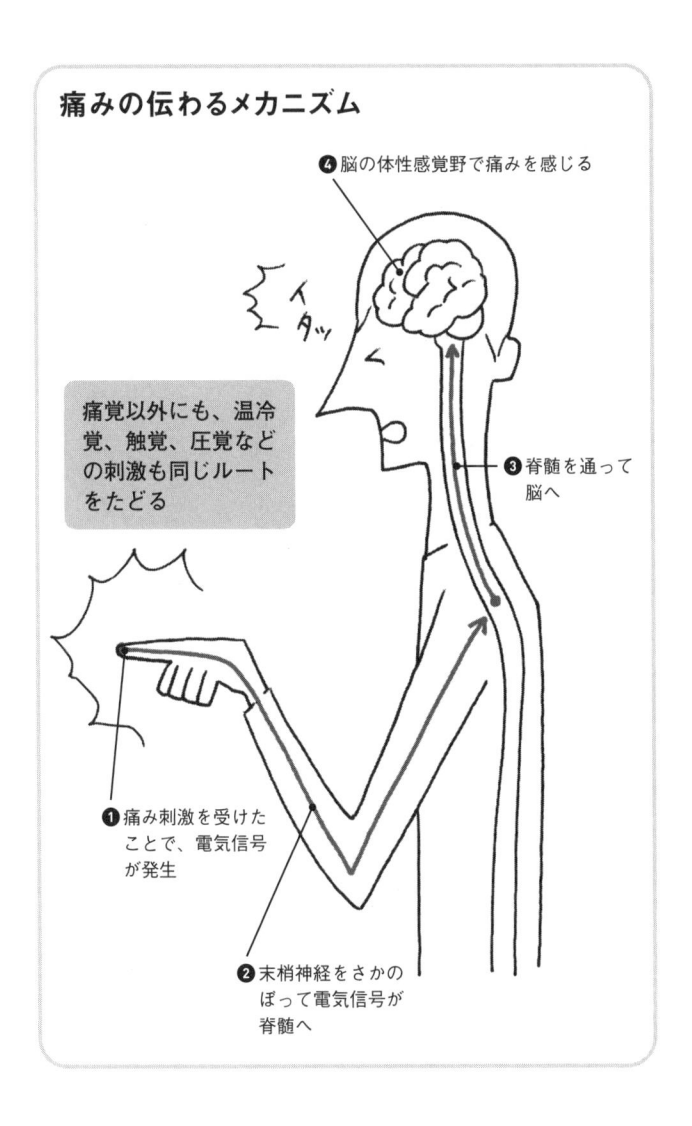

す。

私は、慢性的な痛みというものは、こうした刺激情報の伝達経路のどこかにトラブルが発生したために起こるものと考えています。末梢の患部の神経がトラブルを起こしていることもありますし、伝達経路である神経の通り道にトラブルが起こっていることもあります。

いずれにしても、こうした神経ネットワークが行き届いていない場所では痛みは起こりません。痛みを感じるときは、必ず神経伝達経路のどこかに支障があって、その問題が脳に報告され、それを脳が〝痛み〟として認識するというかたちがとられているのです。

だから、すべての痛みは神経痛。その痛みをなくすには、とにもかくにも神経伝達経路のライン上から支障となるトラブルを取り除いていかなければならないのです。

指で押して痛いところには、何かしらの病変がある

では、神経の伝達ライン上に支障となるトラブルがあるかどうかを把握するにはどうすればいいのでしょう。

みなさんはどんな手段をとればいいと思いますか？

じつは、その答えはとてもシンプル。皮膚を上から指で押して、痛いか痛くないかをチェックしていけばいいのです。

そもそも、健康な人体組織は、皮膚上から強く押してもまったく痛くありません。しかし、押して痛いと感じるときは、押した部分の神経ラインに、何かしらの病変が潜んでいる証拠です。

少し神経が弱り加減になっていると、押したときに鈍い痛みを感じたり、ピリッとした違和感が走ったりするようになりますし、かなり神経が弱ってくると、軽く押しただけでも激痛を感じるようになります。とてもアナログで古典的なやり方ではありますが、押して痛いか痛くないかを頼りに病変を把握していくのが、もっとも手っ取り早く、もっとも確実な方法なのです。

たとえば、背中から肩にかけて張って、慢性的に痛みを感じていたとしましょう。そういうときは、まず背中から肩にかけてのあちこちを指で押してみて、いちばん痛いところを探し出します。押していちばん痛いところが痛みの大本になっている発生源であり、細胞の神経がいちばん弱っている部分です。

また、痛みの発生源である患部からほど近いところにも、押すと痛む箇所があるかもしれません。もし背中の肩甲骨あたりが痛みの発生源だとすれば、おそらく、より肩や首に近い部分にも何か所か押して痛い部分が見つかることでしょう。それらは、患部と脳とをつなぐ神経ライン上にできた通り道のトラブルです。

「はじめに」のところでも述べましたが、痛みの発生源が事件や事故の現場だとして、その事故現場のトラブル処理を放っておくと、次第に脳に至る神経ラインの通り道が荒れてきて支障が現われるようになっていきます。言わば、事故現場から脳へ向かう道路の何か所かに崖《がけ》崩れなどのトラブルが発生して、現場との連絡が悪くなり、より復旧までに時間がかかることになってしまうわけです。

ですから、慢性化した痛みを治すには、まずは押してみていちばん痛いところ（事故現場＝痛みの発生源）を見極めて、そこの痛みをちゃんととってあげたうえで、神経ラインの通り道をたどり、崖崩れを起こして通りにくくなっている箇所（押して痛いところ）を順次修復していかなくてはなりません。そうやって神経ライン上のトラブル箇所を問題の大きいところから順に治していき、神経ラインの流れを元通りに回復させることが肝心なのです。

ちなみに、私の場合、長年患者さんを治療してきて、「痛みの発生源が体のどこにあると、どういう神経ラインをたどって、どこの通り道にトラブルが発生するか」というパターンがすべて頭に入っています。また、この知識と経験を基《もと》に、人体の痛みの走行を表わしたマトリクスも完成させています。ですから、このマトリクスを基に「押して痛いところ」を神経ラインに沿って治していけば、より効率的に痛みをとっていくことができるわけです。

このマトリクスについては、また後の章で改めてご紹介することにしましょう。

「事件は現場で起きてるんだ」——だからまず現場を封鎖しよう

ところで、ひと昔前、『踊る大捜査線』という刑事ドラマが評判になりました。映画化も何度もされたので、きっと記憶している人が多いことでしょう。

あのドラマのなかで「事件は会議室で起きてるんじゃない！　現場で起きてるんだ」という名ゼリフがあったのを覚えていらっしゃるでしょうか。大事件が進行しているというのに、連日会議ばかり重ねているキャリア組に業を煮やして、現場を駆け巡る主人公が発した言葉です。事件解決のカギは必ず現場にあるんだから、もっと現場での捜査を大事にしようよというわけですね。

どうしてこんな話を持ち出したのかというと、〝痛み〟という事件を解決するのにも、現場での対応がたいへん大切になるからです。

〝事件現場〟が痛みを発している患部だとすれば、〝会議室〟は脳に相当することになります。もちろん、脳（＝会議室）と患部（＝事件現場）がお互いよく連絡を取り合って事件を解決していくのがいちばんいいのですが、痛みをすみやかに解決するためには何よりも優先して取り組まなくてはならないのは、やはり「現場での捜査や処理対応」なのです。

最初に大切なのは、現場を捜査して〝事件のカギ〟を見つけること。先ほど申し上げたように、押していちばん痛いところが『痛みの発生源』となります。ですから、まずは体の痛い部分近辺を押していって、その〝事件のカギ〟を握る中心部分を見つけ出すことが大事になるのです。

では、『痛みの発生源』が見つかったら、次にどうするのか。

中心となる発生源から、徐々に捜査網を広げていって、事件の影響が及んでいる範囲を封鎖するのです。よく世間をにぎわすような事件が起こったとき、テレビニュースで捜査現場に「立入禁止」のテープが張られているのを見ることがあると思いますが、あれと一緒だと思っていいでしょう。

『痛みの発生源』の周囲を指で押していくと、発生源に近いところは痛みが大きく、遠いところは痛みが小さいものです。だから、中心地点から周りを放射線状に押していき、どこまで痛いかをチェックしていく。そして、「押して痛いところ」と「押して痛くないところ」の境界線まで網を広げて、内側の現場を完全に封鎖してしまうわけです。

それでは、どうやって痛みの現場を封鎖すればいいのでしょう。

ここでとっておきのアイテムの登場です。

私は、この〝痛みの現場封鎖〟のアイテムとして、「アスリートエイド」というパッチ状のマスクシートを使用しています。このパッチには1枚1枚に米粒大のプラスチック樹脂の突起がついていて、患部に軽い圧力を加えることができる仕組みになっています。このパッチを痛む範囲にまんべんなく貼って、現場を封鎖していくのです。手順としては、まず『痛みの発生源』となる中心地点に最初の1枚を貼り、そこを起点として放射線状に次々に何枚もパッチを貼っていく。このとき、パッチとパッチを重ねるようにすき間なく貼っていくのがコツ。そうやって境界線までパッチを貼っていき、押して痛い部分をこのマスクシートで埋め尽くしてしまうわけです。

そして――

このように〝痛みの現場〟を完全にパッチで埋め尽くしてマスクしてしまうと、痛みを封じ込めることができるのです。

その効果はほとんど瞬時に現われます。パッチでマスクしたとたんに痛みがきれいに消えることも少なくありません。

この〝痛み封じ込め〟の威力のほどをみなさんにわかっていただくには、こうして言葉を費やすよりも、実際に体験していただいたほうが早いと思います。痛みを封じ込めるマスクシートは、私が治療に使っている「アスリートエイド」を用いずとも、市販のキネシオテープやビーズを組み合わせた簡易版のものを簡単につくることができます。こうしたセルフケアの方法についてはPART3でくわしくご紹介しますので、ぜひトライして「痛みを封じ込める威力」を体感してみてください。

とにかく、押してみて痛い範囲の領域全体をマスクシートで封鎖すれば、痛みという〝犯人〟は逃げ場を失ってたちまちどこかへ消えていくのです。これは、慢性の頭痛だけでなく、腰痛、ひざ痛、肩こり、打撲、打ち身、ねんざなど、ほとんどの痛みに当てはまります。試してみればきっと、その効果に大いに驚かれることでしょう。

『圧覚・触覚』は『痛覚』よりも優先して伝えられる

それにしても、なぜ、現場を封鎖すると痛みが消えるのか。みなさん、この点を不思議に思っていらっしゃることでしょう。

ここは少しくわしくご説明いたします。

これには末梢の神経の『刺激を伝えるメカニズム』が大きく関係しています。

そもそも、皮膚の表層には神経の感覚受容器があり、これが外からの刺激をキャッチする皮膚センサーの役割を果たしています。このセンサーによってキャッチされる感覚は、『痛覚』『温覚』『冷覚』『触覚』『圧覚』など。「痛い」「温かい」「冷たい」といった刺激をセンサーがキャッチすると、その刺激情報が瞬時に電気信号に変えられ、神経を通じ、脊髄を通って脳に伝えられるわけですね。

ところが、じつはこの感覚刺激の伝えられ方には優先順位があり、『痛覚』と『圧覚』『触覚』の刺激情報が同時に入ってくると、痛覚よりも圧覚・触覚が優先して脳に伝えられるという特徴があるのです。

これには、『痛覚を伝える神経』が『圧覚・触覚を伝える神経』よりも細いことが関係しているとされています。おそらく、神経が太いほうがより多くの電気信号を流せるので、痛覚の刺激情報量を圧覚・触覚の刺激情報量が上回って、痛みをマスク（覆い隠す）することになるのでしょう。

つまり、たとえ「痛い」という情報が入っていても、同時に「圧覚や触覚に訴えかける情報」が入っていれば、痛みが脳へ伝わらなくなるということ。すなわち、痛みを感じなくなるわけです。

そこでみなさん、先ほど私が紹介した、マスクシートによる〝痛みの封鎖〟を思い出してください。患部に貼っていくパッチには、ひとつひとつに米粒大の樹脂の突起がついていて、患部の圧覚や触覚を刺激する仕組みになっているわけです。要するに、この圧覚・触覚の刺激情報が痛覚の刺激情報を上回るために、痛みがマスクされることになるのです。

とにかく、「痛い部分の皮膚に圧力をかける」という点が大きなポイント。痛みという〝犯人〟を外へ逃さないためには、患部という〝事件現場〟全体に圧力をかけ続けることが大切になってくるわけですね。

「痛いの痛いの、とんでけー」のサイエンス

きっと、「圧覚や触覚の刺激を加えると痛みが消えていくなんて、なんだか信じら

れないなあ」と思う人も多いことでしょう。

でも、私たちは、わりと日常的にこうしたことを経験しているのです。

たとえば、幼い子供が転んでひざを打って泣いているとき、「痛いの痛いの、とんでけー」と言って、ひざをなでたりさすったりしますよね。あれも、患部にやさしく触れる『触覚刺激』によって、痛覚を感じさせなくしている例のひとつと言っていいでしょう。多くの子供は、あれをやってもらうと痛かったのも忘れて、けろっとして遊び始めるものです。

もっと言えば、「手当て」という言葉ができたのは、病気やケガをしたときに手を当てて圧をかけて治したのが由来であるという説があります。実際、なでたりさすったりして病を改善しようとする『手当て療法』は世界中に存在するとされていて、これも古くから「圧覚や触覚に訴えると痛みがやわらぐ」ということが実践されてきた例と見ていいでしょう。それに、マッサージや手もみ足もみ、リンパドレナージュなどの手技によるリラクゼーションも、こういう圧覚・触覚の作用を応用したものと言ってよさそうです。

なお、このように「そのときの状況によって、痛みを強く感じたり、そんなに感じなかったりする」という現象は、医学的には『ゲートコントロール理論』によって説明されるのが一般的です。

みなさんは、「歯が痛くて仕方なかったのに、テレビのバラエティ番組を観て笑っているときには、その痛みをすっかり忘れていた」といった経験をしたことはないでしょうか。あるいは、「スポーツなどの試合でケガをしたとき、プレーに夢中になっているうちはそんなに痛くなかったのに、試合が終わったとたんに激痛を覚えた」という経験をしたことはないでしょうか。

『ゲートコントロール理論』は、こうした現象を説明するときに、しばしば引っ張り出される学説です。これは、末梢から脳へと痛みの情報が伝わっていく際、中継地の脊髄に痛みをコントロールする〝ゲート（門）〟があって、このゲートが開いているか閉まっているかで、痛みを感じたり感じにくくなったりするという理論です。ゲートが開いているときは痛みを強く感じ、ゲートが閉まっているときはさほど痛みを感じなくなるとされ、このゲートの開閉には、肉体的・精神的ストレスが大きく影響しているとされています。

要するに、痛みを大きく上回るような強い刺激があるときは、ゲートが閉じて痛みをそれほど感じなくなるということ。そして、「患部に圧覚や触覚の刺激を加えると痛みが消えていく」という現象も、この『ゲートコントロール理論』によって説明がつくことになります。すなわち、患部をマスクシートで封鎖すると、圧覚や触覚の刺激情報が痛覚の刺激情報を上回り、それによってゲートが閉じて、痛みが脳に伝わらなくなるわけです。

どうです？　こうして筋道をたててみると、圧覚や触覚に訴えかけて痛みを鎮めるのは、ごくまっとうな、理にかなった手段だと思いませんか？

痛みは〝点〟ではなく〝面〟でとらえるべき

もっとも、痛みの現場への圧力のかけ方にはコツが要ります。いちばん痛い一か所だけをマスクしても、痛みという〝犯人〟は周辺からするりと逃げ出してしまうのです。

痛みという〝犯人〟を他へ逃がさないためには、犯人が出没しそうな危ないエリアを見きわめて、全体的に囲い込んでいく態勢が必要なのです。言ってみれば、〝痛み包囲網〟を敷くわけですね。

痛みには『領域』があります。

痛みというものは、発生源である震源地を中心として一定のエリアに広がっていきます。つまり、「押して痛いと感じる範囲」が、痛みという〝犯人〟が活発に動き回っているエリア。その『痛み領域』を全体的に封鎖して圧をかけていけば、まったくといっていいほど痛みが伝わらなくなるのです。

だから、痛みというものは、〝点〟ではなく、〝面〟においてとらえるべきなのです。

これは、私が『神経最適化療法』という独自の治療法を考案・開発する過程で見出した〝いちばんの発見〟と言っていいのではないでしょうか。なぜなら、痛みを〝点〟でとらえて治療をしていこうという手法は過去にもありました。私の治療法とは根本的に違いますが、鍼灸《しんきゅう》やツボ押しなども〝点〟の発想から生まれたものと言っていいでしょう。

でも、痛みを〝面〟でとらえて、その領域全体をマスクして圧をかけて封じ込めていくという発想をしたのは、おそらく、古今東西、私が初めてだと思います。だから、あえて〝発見〟という表現を使わせていただいたわけです。

それに、このように『痛み領域』を限定すると、そのエリア内で痛みを追い込んでいくこともできるのです。先ほど述べたように、私の治療法では、痛み領域を特定してそのエリア内に次々に突起のついたパッチを貼っていくわけですが、何枚も貼ってエリアを狭めていくと、だんだん痛みがそこへ追いつめられていくのがわかります。まさに包囲網を敷かれた〝犯人〟が逃げ場を求めて追いつめられていくように、痛む箇所が移動していくのです。そのエリア内をパッチで埋め尽くしてしまうと、〝犯人〟はいよいよ逃げ場がなくなり、とうとうつかまえられて〝御用〟となるわけですね。

なお、そうやってパッチで埋めていったエリア内にほんの一か所だけ貼らないところをつくっておいたとしましょう。すると、おもしろいことに、そのすき間から痛みが逃げ出すのです。まさに〝犯人〟が脱出をしたように、その一か所だけ痛みを感じるようになっていく。しかも、エリアを狭められた分、その一か所からより強烈な痛みを発するようになるのです。

たとえば、袋や風船などに水をたっぷり入れて一か所だけ針で穴を開けておくと、その穴から勢いよく水が吹き出しますよね。そこへ両手のひらで袋を押してギュッと圧を加えれば、水鉄砲のように水が噴出します。あれと同じように、痛みが囲い込まれて一か所しか逃げ場がなくなると、その一か所から勢いよく痛みが噴出するのです。

ですから、痛みの領域を封じ込めるには、〝犯人〟が決して逃げ出さないように、エリア内をすき間なくマスクシートで圧をかけていくことが大事になります。〝点〟ではなく〝面〟の発想で〝犯人〟を包囲していき、エリア内を完全にフタをして封鎖してこそ、痛みをなくすことが可能になるのです。

ねんざをしても、翌日にはバッターボックスに立てる

「なぜ痛みがとれるのか」についての説明が長くなりましたが、ここでわかりやすい例を紹介することにしましょう。

たとえば、みなさんが足首をくじいてねんざをしたと思ってください。

通常、足首をねんざすると、患部が腫《は》れて、痛くて歩くのにも苦労することになります。2～3週間くらいは足を引きずって歩くハメになるでしょうし、腫れが引くのに1週間くらいかかることもめずらしくありません。いずれにしても、しばらくの間は苦痛と不便を覚悟しなければならないでしょう。

では、私がこれを『神経最適化療法』で施療するとどうなるでしょう。

ねんざの場合、腫れている足首の関節をパッチで覆い、患部を全体的にマスクすることになります。これを行なえば、貼ったとたんに痛みが軽減し、その日のうちに完全に痛みがなくなります。

そして、普通に歩けるようになる。すぐには信じられないかもしれませんが、足首の患部が腫れているのにもかかわらず、歩いても走っても痛みを感じなくなるのです。つまり、患部をマスクして圧を加えたことによって、痛みが脳へ伝わらなくなったわけですね。

しかも、足首の腫れ自体も、だいたい翌日には引いてきます。通常なら1週間くらいは腫れが引かないところを、翌日にはすっかり腫れが引いて、完治してしまうわけです。

これは、痛みをマスクして封じ込めたことによって、患部の回復が早まったということを示しています。ねんざだけでなく、打撲にしても肉離れにしても、腰痛やひざ痛にしても、患部の治癒力が高まって、こうした顕著な回復効果が認められるのです。

ですから、プロ野球選手であれば、デッドボールを受けて打撲をしても、この治療をすれば翌日にはバッターボックスに立つことができますし、サッカー選手であれば、足をねんざして腫らしてしまっても、この治療をすれば翌日にはピッチに立つことができます。きっと、まったく痛みを感じることなく、いつも通りのプレーができるはずです。

こういうふうに、ケガをしても痛みがすばやくとれ、スピーディな回復が可能となるため、私の考案・開発した『神経最適化療法』は、各方面のアスリートからたいへん大きな注目を浴びているわけです。

痛みの領域にフタをすると、回復力が高まる理由

ただ、おそらくみなさんはまだ疑問をお持ちのことでしょう。

きっとそれは、「痛みを感じなくなるメカニズムについてはわかったけど、患部の回復力が早まるのはいったいどういう理由によるものなの？」というものなのではないでしょうか。

じつを言うと、これに関しては私もすべてを解明しきれていません。

『神経最適化療法』に関する医学的研究データについては後の章でご紹介しますが、「どうして患部の回復力が早まるのか」という理由については、まだ十分明らかになっていないのです。

ただ、長年数多くの患者さんを治療してきて、どんな病気やケガにおいても、通常より大幅に治りが早くなるのは紛《まぎ》れもない事実です。症状レベルや状況にもよりますが、『神経最適化療法』を行なうと、一般的な治療を行なったときに比べてねんざ・

打撲なら10倍くらいのペースで回復することも少なくありません。

私は、治りが早まる理由は、脳と患部の神経の連絡性がよくなるせいだろうと考えています。脳と末梢とがお互いに神経ラインでつながっていることについては先にも述べましたが、おそらく、痛みの領域がマスクされて神経の流れがよくなると、脳から「このエリアの問題を優先的に解決してやろう」という命令が出されるのではないかと考えています。そして、それによって、患部の神経の働きや血流がよくなって、細胞の回復力が高まるのではないでしょうか。

言うなれば、痛みの領域をマスクして封鎖すると、脳という〝司令室〟がそのエリア一帯を〝特別扱い〟するようになって、痛みという〝犯人〟によって荒らされてしまった街や土地の環境を「早く健全な状態に戻しなさい」という指令を発動するようになるのかもしれません。

いずれにしても、「なぜ治りが早まるのか」という問題については、後の章において改めてくわしく考察することにしましょう。

とにかく、痛みの領域にしっかりフタをすると、痛みは消え、病や傷は癒《い》え、患部を健康な状態に戻そうとする力がどんどん高まっていくのです。

いかがでしょう。痛みを『領域』としてとらえて治していくことの重要性がおわかりいただけましたでしょうか。

頭痛は『神経最適化療法』で治すことができる

さて——

ここで頭痛に話を戻しましょう。

この章の最初に、慢性の頭痛は「いつまでもしつこくつきまとう厄介なストーカーのようなもの」と申し上げました。

では、みなさん、この厄介なストーカーに別れを告げて縁を切るにはどうすればいいと思いますか？　この〝痛みをもたらす犯人〟を確実につかまえて、二度と自分の目の前に現われないようにするには、いったいどんな方法をとればいいと思いますか？

そうです。『神経最適化療法』で治していけばいいのです。痛みの領域をとらえて、そこにマスクをして圧をかけていけば、〝厄介なストーカー〟を撃退することができます。

頭痛の場合、『痛みの領域』は頭ではなく首にあります。首の頸椎付近の神経が『頭痛の発生源』であり、ここをマスクシートで封鎖していけば、たちまちのうちに〝ストーカー犯〟を追いつめて、金輪際〝痛み〟をもたらさないようにすることができるのです。

具体的にどのように治していくかについては、次章でくわしく述べることにしましょう。

みなさんのなかには、何年、いや何十年の長きにわたって頭痛に悩まされてきた方も少なくないと思います。もう治すのをあきらめかけていた方もいらっしゃることでしょう。

でも、ようやく長年の苦痛から解放されるときが来たのです。痛みの領域をとらえて神経を回復させれば、ずっと悩まされ続けた慢性の頭痛を確実に消し去ることができるのです。

さあ、みなさん、頭痛に対して〝縁切り状〟を突きつけてやりましょう。これまでしつこくつきまとってきたストーカーをこてんぱんにやっつけてやりましょう。そして、せいせいした気分で、痛みに悩まされることのない晴れ晴れとした毎日を送りましょう。

PART 2

慢性の頭痛は「首の神経痛」。何十年も悩まされた症状も数日で治る!

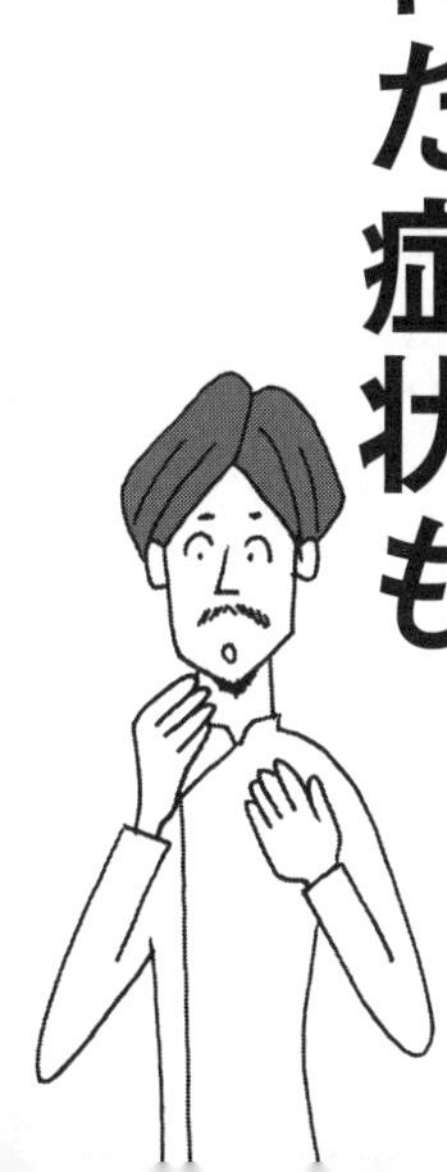

慢性の頭痛は、病院へ行っても根治できない

現代の医療はめざましく進歩していて、これまで治すことのできなかった難病もどんどん解明されて治るようになってきています。しかしその反面、頭痛のように長年人類が悩まされているポピュラーな病気に関しては、いまだに決定的な治療法を見出せていません。

みなさんも、「病院へ行っても鎮痛剤を処方してくれるだけで、頭痛が根本的に治ることはない」ということを思い知らされていることでしょう。昔は慢性の頭痛で病院へ行ったりすると、お医者さんから「この忙しいのに頭痛程度のことで来たの」という顔をされることもあったものです。いまは頭痛外来などが増えて、ていねいな対応をしてくれるようになってはきましたが、「根治できない」という点では状況は変わっていません。

でも、『神経最適化療法』なら根治できるのです。

ＰＡＲＴ１で述べたように、この治療法は、従来の医療とはまったく異なるアプローチで痛みという問題の解決に取り組んでいます。ある意味、医療の常識にとらわれない発想で痛みという問題に向き合ってきたから、この治療法を考案・開発することができたのかもしれません。

この章では、「どうしてこの治療法で頭痛が治まるのか」というテーマを追っていくことにしましょう。

ただ、前もってひとつお断りしておきたいと思います。

よく言われていることですが、頭痛には『危険な頭痛』と『慢性の頭痛』とがあります。これらのうち、この本において取り扱っていくのは、『慢性の頭痛』のほうです。あくまで、みなさんが「日常的に悩まされているいつもの頭痛症状」が対象だと思ってください。

『危険な頭痛』というのは、くも膜下出血による頭痛、脳腫瘍による頭痛、脳出血や脳梗塞《のうこうそく》による頭痛、髄膜炎《ずいまくえん》による頭痛、慢性硬膜下出血《こうまくかしゅっけつ》による頭痛などのことを指します。

これらの頭痛の場合、突然激しい痛み方をしたり、いつもとは違う痛み方をしたり、だんだん痛みが増してきたりすることが多いものです。また、頭痛症状だけでなく、発熱や吐き気、めまい、ふらつき、手足のマヒ、意識障害など複数の症状が見られる場合もあります。

いずれにしても、これらは命取りになりかねない怖い頭痛です。「あれ、この痛み方はおかしいぞ」「いつもと違う痛み方だな」というときは、決して様子を見たりせず、病院に急行して専門医の診断を仰ぐようにしてください。

頭痛3兄弟の『痛みの領域』はどこにある？

慢性の頭痛には、3つのタイプがあります。

それが『片頭痛』『緊張性頭痛』『群発頭痛』の3タイプ。頭痛に関する書籍などでは、よく「頭痛3兄弟」といった表現で紹介されているようです。

ごく簡単に言えば、片頭痛は「脈の拍動とともにズキズキと痛み出す頭痛発作」、緊張性頭痛は「重く締めつけられるように痛むしつこい頭痛」、群発頭痛は「片目奥あたりに激しい痛みが頻発《ひんぱつ》する頭痛」といったところです。

もっとも、長年頭痛に悩まされている方は、おそらくいちいち説明されなくても、こうした基本的な特徴をすでに十分ご承知でしょう。そこで、ここではそれぞれの頭痛の特徴や傾向などのくわしい説明は省かせていただきたいと思います。

それに、私の治療法では、これら3タイプの治し方に、さほど大きな差がないのです。

言い換えれば、3タイプとも、ほぼ共通の治し方で根治することができる。先にも申し上げたように、これまで多くの頭痛患者を見てきた経験から、頭痛の『痛みの領域』は首の後ろ側にあることがわかりました。しかも、片頭痛の『痛みの領域』も、緊張性頭痛・群発頭痛の『痛みの領域』も、隣接したエリアにあるのです。要するに、3つの頭痛は、それぞれ症状の現われ方には違いがあっても、痛みを引き起こしている発生源をたどると、だいたい同じような場所に行き着くことになるわけです。

だから、3タイプとも基本的には、これらの『首の後ろにある痛みの領域』をマスクシートで覆って、神経が弱っているエリアを封鎖していけばいいということになります。

では、まず3タイプの頭痛の『痛みの領域』が首のどのあたりにあるのかという点からご紹介していくことにしましょう。

●片頭痛

首の後ろの「髪の生《は》え際《ぎわ》のちょっと下、頸椎の左側と右側にあたる部分」が片頭痛の『痛みの領域』です。

第1頸椎の左右には『横突起《おうとつき》』と呼ばれる骨が突き出ているのですが、片頭痛の方の場合、この横突起付近の神経がたいへん弱くなっています。片頭痛の症状が頭の右側に出る人の場合は『右側の横突起付近の神経』、症状が頭の左側に出る人の場合は『左側の横突起付近の神経』が弱くなっているのです。また、頭の両側とも痛む人の場合は、両側とも弱っているということになります。

この神経が弱っている部分こそが片頭痛の『痛みの発生源』。皮膚上では、「髪の生え際のちょっと下」の「頸椎の左側と右側にあたる部分」がこれに相当します。片頭痛持ちの方は、この部分の皮膚を押すと圧痛を感じるはず。しかも、いつも頭が痛む

片頭痛の痛みの領域

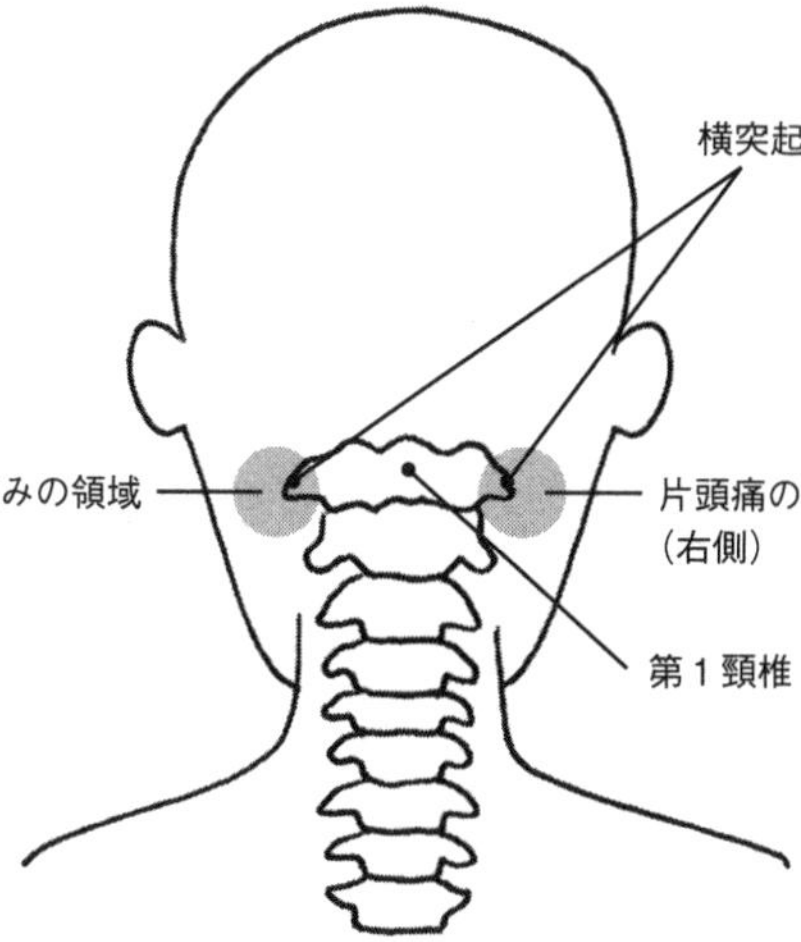

↓

いつも左側が痛む人

↓

髪の生え際のちょっと下、頸椎の左側

いつも右側が痛む人

↓

髪の生え際のちょっと下、頸椎の右側

※両側とも痛む人は「頸椎の両側」が痛みの領域となる

側により強い痛みを感じるはずです。

ですから、いつも右側が痛む人は「髪の生え際のちょっと下、頸椎の右側」、左側が痛む人は「髪の生え際のちょっと下、頸椎の左側」をマスクシートでカバーしていけばいいことになります。ただ、片頭痛持ちの人は『両側の横突起の神経』が弱っているケースが多いので、頸椎の左右を両側ともマスクして『痛みの領域』を封じていくことをおすすめします。左右をつなげて〝一文字状〟にマスクシートを貼っていくのもいいでしょう。

●緊張性頭痛、群発頭痛

緊張性頭痛の場合は「首の真後ろの頸椎の3番から6番に相当するあたり」、群発頭痛のほうは「首の真後ろの頸椎の3番から5番に相当するあたり」が『痛みの領域』となります。両者ともほとんどエリアが重なっているので、このあたりが共通の痛みの領域と考えていけばいいでしょう。

すなわち、緊張性頭痛も群発頭痛も、頸椎と頸椎付近の神経の弱さが『痛みの発生源』となっているのです。また、頸椎自体が弱くなっていると、頸椎を支えている首

緊張性頭痛の痛みの領域

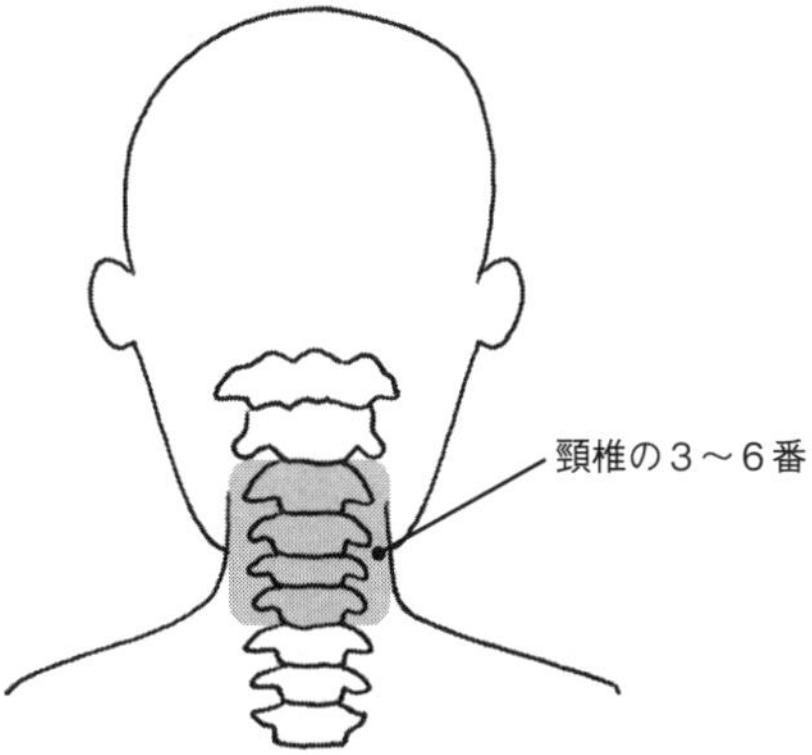

群発頭痛の痛みの領域

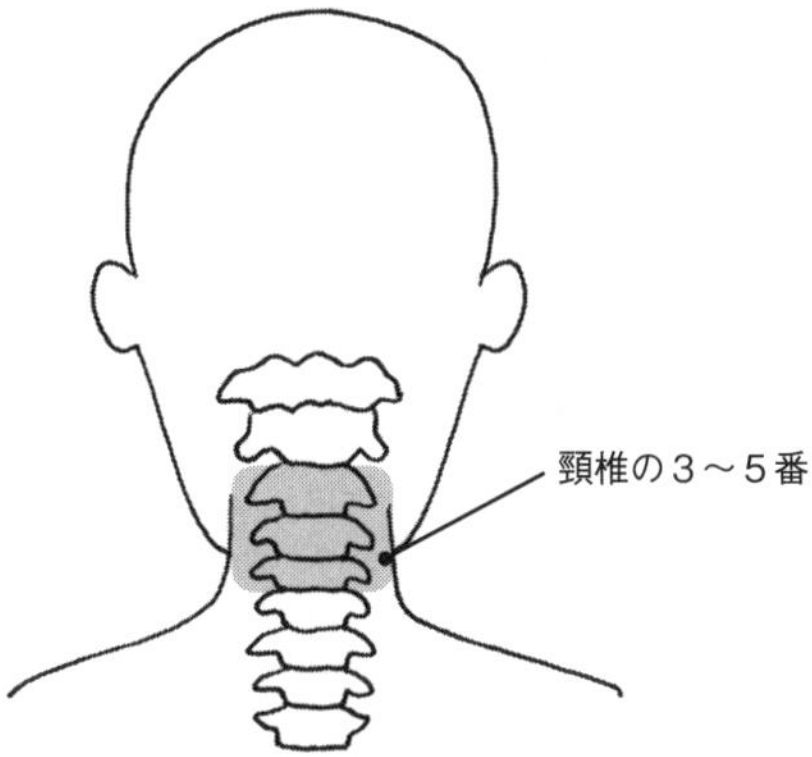

の筋肉がたいへん緊張を強《し》いられるようになります。このため、緊張性頭痛・群発頭痛の人には、首の後ろ側の筋肉がコチコチにこり固まってしまっている人がたいへん大勢いらっしゃるのです。おそらく、「首の後ろを頸椎に沿って押すと痛みを感じる」「いつも首の後ろが張っていて、ちょっと押しただけでも痛い」という人も多いことでしょう。

とにかく、問題は頸椎にあるわけですから、『痛みの領域』をマスクする際は、頸椎に沿って首の上から下までをタテにカバーしていくことになります。髪の生え際あたりからまっすぐ〝Iの字状〟にマスクシートを貼るようにするといいでしょう。

『一文字貼り』『Iの字貼り』と万能な『Tの字貼り』

頭痛3タイプの『痛みの領域』、おわかりいただけましたでしょうか。

まとめると、片頭痛の場合は、髪の生え際のラインに沿って〝一文字状〟にマスク

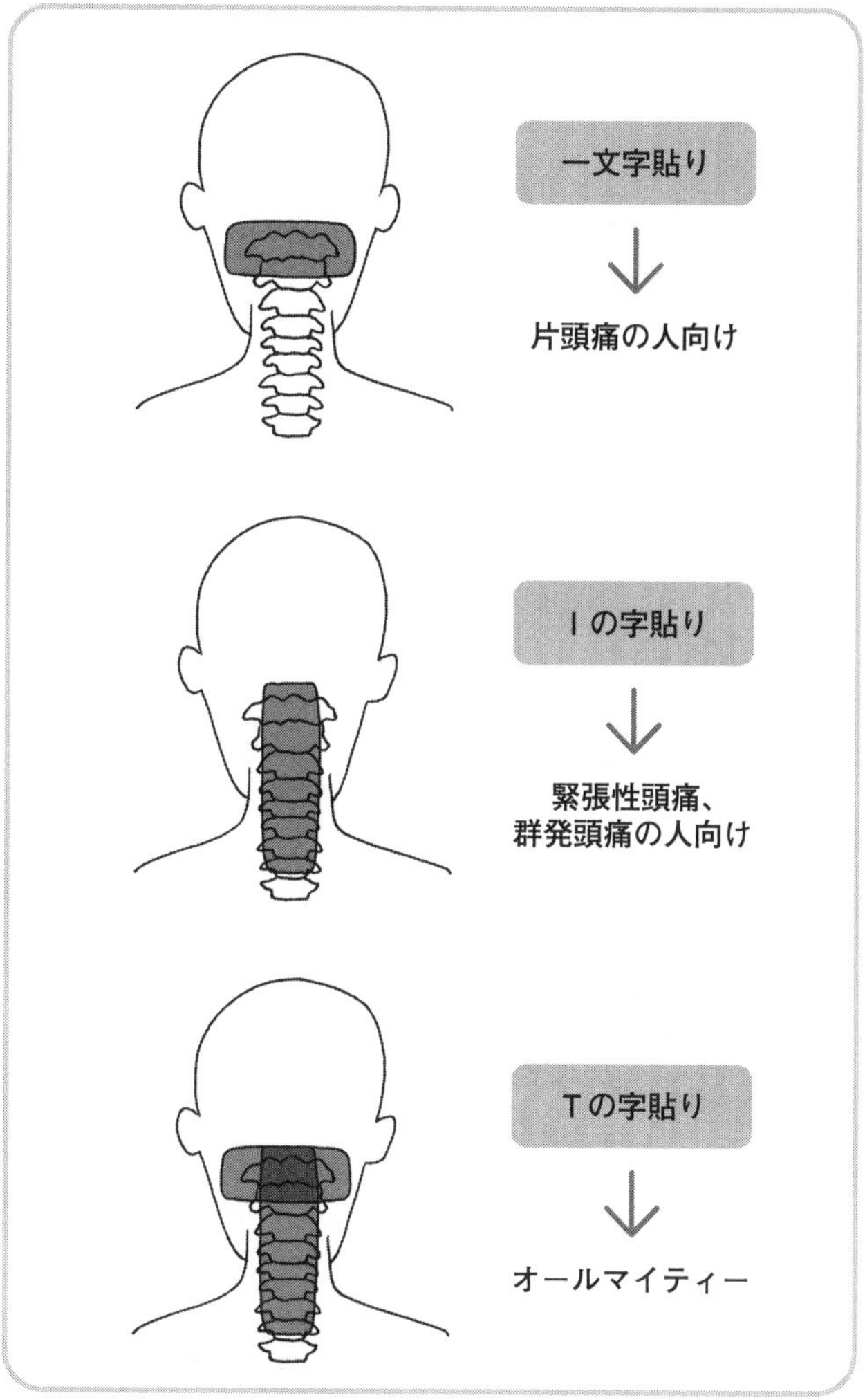
一文字貼り
片頭痛の人向け
I の字貼り
緊張性頭痛、
群発頭痛の人向け
Tの字貼り
オールマイティー

シートを貼るのがおすすめであり、緊張性頭痛・群発頭痛の場合は、頸椎のラインに沿って〝Iの字状〟にマスクシートを貼るのがおすすめなわけです。私は普段、これらを『一文字貼り』『Iの字貼り』と呼んでいます。

さらに、このふたつを組み合わせた貼り方もあります。

それが『Tの字貼り』です。要するに、〝一文字〟の横のラインと〝Iの字〟の縦のラインを組み合わせて〝Tの字状〟に貼っていくわけですね。

この『Tの字貼り』であれば、3つの頭痛の『痛みの領域』を幅広くマスクシートで覆うことになります。すなわちこれは、3タイプの頭痛のどれに対しても効果を発揮できるということ。言ってみれば、オールマイティーな貼り方ということになります。

それに、最近、片頭痛と緊張性頭痛の両方が組み合わさった『混合型頭痛』を訴える人が増えてきているのですが、この貼り方をしていれば、混合型頭痛の方にも効果があります。

また、この『Tの字貼り』をしていると、首の後ろ側で弱りがちな部分を全体的にカバーすることにもなるため、セルフケアの場合は、私はいつもこの貼り方をおすすめしています。

前にも述べたように、マスクシートは、市販のキネシオテープとビーズを使用した簡易版のものを自分で簡単につくることができます。具体的なつくり方や貼り方については、PART3のセルフケアのところでご紹介しますので、ぜひ『Tの字貼り』にトライして、あらゆる慢性頭痛を解消させましょう。

首の後ろの「押して痛いところ」がなくなったら完治

首の後ろの『痛みの領域』をマスクシートでしっかりフタをすると、頭痛症状ははてきめんに消えていきます。

私が治療院で慢性頭痛の患者さんに施術を行なう場合、頭痛の症状自体はほとんど1回の治療で消えます。治療スタート時に片頭痛発作に苦しめられていたのに、『痛みの領域』にパッチを貼り終わったとたん、ガンガンする痛みがすっと消えたという例もあります。

ただ、頭痛症状が出なくなったからといって、それでおしまいというわけではありません。痛みが引いても、首の後ろはまだ、再び頭痛を引き起こしかねない弱った状態のままなのです。頭痛を再発させないためには、頸椎や頸椎付近の神経、首を支える筋肉の状態をしっかり回復させなければなりません。そしてそのためには、押して痛いところが領域内から完全になくなるまで、マスクシートを貼り続ける必要があるわけです。

領域をマスクするシートやパッチは、1日ごとに貼り替えるのが基本なのですが、私の治療院では、最初の治療のときに数日分のパッチをお渡しして、次回来院するまでは自分で貼り替えていただくのが普通です。その後、数回ほど治療院にお越しいただいて、首の経過を診《み》させていただき、「押して痛いところ」が完全になくなれば完治です。以後、姿勢やストレスなどの生活習慣に気をつけて過ごしていただければ、再発することもありません。

症状の程度にもよりますが、平均すると、だいたい2～4週間ほどかけて、3～7回くらい治療院に通っていただくケースがもっとも多いのではないでしょうか。

では、セルフケアで治す場合はどうなのでしょう。

患者さんご自身で簡易版のマスクシートを貼っていく場合は、まったく痛みを感じなくなるまで、だいたい3〜5週間ほどかかるのが普通です。ただ、やはり首の後ろの「押して痛いところ」が完全になくなるまでにはもうしばらく時間がかかり、差異はあるもののやはり5〜7週間ほどは1日1回マスクシートを貼り替えてケアを続ける必要があります。多少治りが遅くなる傾向はありますが、セルフケアでも治療院で治療を受けるのとそう変わらない効果を得ることができるはずです。こうした手順やコツについてはセルフケアの章でくわしく述べることにしましょう。

いずれにしても、この治療を試された患者さんは、みなさんその効果にたいへん驚かれます。

なにしろ、何年何十年と頭痛に悩まされ続けてきた患者さんがほとんどですから、みなさん判で押したように「こんなに短期間で治るなんて信じられない」という顔をされるのです。なかには、驚きとうれしさのあまり、涙ぐむ患者さんもいらっしゃいます。

また、頭痛が治った患者さん方の多くは「いままで何をやっても治らなかったのに、首の後ろにマスクシートを貼るだけのこんな簡単な方法で治ったのが不思議でしょうがない」といったことをおっしゃいます。きっと、みなさんも同じように感じるのではないでしょうか。

それでは、次は「どうして『神経最適化療法』で頭痛が治るのか」という点について見ていくことにしましょう。

慢性の頭痛は『首の神経痛』だった！

そもそも「なぜ首なのか」という点から説明することにしましょう。

私の元にいらっしゃる頭痛の患者さんのなかにも「痛いのは頭なのに、どうして首にマスクシートを貼るんですか？」という疑問を口にされる方がたまにいらっしゃいます。

たしかに、考えてみれば不思議ですよね。

『神経最適化療法』でも、足首をねんざしたなら足首にマスクシートを貼るし、腰が痛ければ、まずは腰のいちばん痛い部分にマスクシートを貼ります。そうやって、痛みを発している患部にフタをしたうえで、神経のラインに沿って治療を進めていくわけです。

ところが、慢性の頭痛の場合は、痛いのは頭なのにもかかわらず、マスクシートを貼るのは首の後ろになります。

これは、なぜなのか。

その理由をひと言で言うなら、慢性の頭痛は『首の神経痛』のようなものだからです。

おそらく、「頭痛＝首の神経痛」といっても、すぐには頭のなかで結びつかない人がほとんどでしょう。これを理解するには、「慢性の頭痛がなぜ起こるのか」についてつかんでおかなくてはなりません。

私は、この本の最初のほうで「すべての痛みは神経痛である」と申し上げました。

では、みなさんにご質問しましょう。慢性の頭痛の場合、どこの神経が痛んでいるのだと思いますか？

「頭が痛くなるんだから、やっぱり脳？」と考える方もいるかもしれませんが、残念ながら脳ではありません。脳は体の痛みをキャッチして認識する場所ではありますが、脳自体は痛みを感じないのです。

じゃあ、あのガンガンする痛みやキリキリする痛みは、いったいどこが発しているのか。

その答えは、『頭の皮の神経』なのです。

頭の構造をごく簡単に述べると、内側に脳があって、その周りに頭蓋骨《ずがいこつ》があって、さらにその周りが頭皮、すなわち頭の皮で覆われていることになります。そして、この頭の皮の下には、首の後ろのほうから頭部をぐるりと取り囲むように血管や神経が走っています。

すなわち、この頭の皮の内側を走っている神経が痛みを発しているのです。

これらの頭の皮の内側を走る神経には、『大後頭神経』『小後頭神経』といった名前がつけられています。大後頭神経は、頸椎付近から発して後頭部・頭頂部方面へ走っている神経であり、小後頭神経は、頸椎付近から発して左右の側頭部方面へ走っている神経です。

ここで重要なのは、両方の神経とも、元をたどると、首の頸椎付近から枝分かれしているという点です。

要するに、首の頸椎付近にあるこれらの神経の幹が圧迫されたり刺激されたりして弱ってくると、その不調が神経を通して後頭部方面や側頭部方面へ伝わっていき、頭痛症状となって現われるのです。

たとえば、木や草であれば、根っこに近い幹を蹴飛ばせば、大きく広がった枝葉のこずえもゆっさゆっさと揺れることになります。頭痛においてもこれと同じような現象が起こっているわけです。

ですから、頭部にぐるりと広がった〝神経のこずえ〟がガンガン、キリキリといった症状の悲鳴を上げるのは、その〝神経の幹〟が弱って悲鳴を上げているせいということになります。

つまり、頭痛を発する頭の皮の神経は、首の〝神経のこずえ〟のようなものであり、1本でつながった同一の神経であるということ。私が「頭痛は首の神経痛」と言うのは、こうした理由によるものなのです。

首のこりや張りは〝頸椎のSOS〟のようなもの

「頭痛は首の神経痛である」のはわかったとして、では、どうして首の神経が弱ってしまうのでしょうか。

先ほども申し上げたように、片頭痛や緊張性頭痛などの慢性の頭痛において『痛みの領域』となるのは、だいたい頸椎付近です。いったいどうして頸椎や頸椎付近の神経が弱ってしまうのでしょうか。

私は、それには次のふたつの要因が影響していると考えています。

①重い頭を支えるための〝首にかかる負担〟が大きいから（うつむき姿勢の習慣などにより頸椎に物理的ストレスがかかる）

②脳疲労によって神経機能が全体に低下するから（睡眠不足や精神的ストレスなどにより頸椎付近の神経が過敏になる）

順にご説明しましょう。

まず、①の要因です。人間の頭はたいへん重く、体重の10パーセントほどの重量を占めるとされています。体重60キロの人であれば、約6キロ相当ということ。寝ているときや横になっているとき以外は、首がこの重量を一手に支えています。これだけでも、首に相当な負担がかかっているということがおわかりでしょう。

しかも、いつも頭がまっすぐ体に載っていればさほど問題はないのですが、なかなかそうはいきません。うつむきの姿勢をとると、頭の重みに加えて〝下へ落ちようとする重力〟がかかることになり、それを〝落とすまい〟とする首の後ろ側にたいへん大きな負担がかかることになるのです。

では、みなさんは1日にどのくらいうつむきの姿勢をとっているでしょうか。

仕事でパソコンに向かっているときや、スマートフォンや携帯電話を操作しているとき、ゲームをしているとき、本を読んでいるとき……それこそ、1日中うつむきっぱなしのような生活をしている人も少なくないと思います。こうして長時間うつむいている間、首はずっと重い頭を〝落とすまい〟と一生懸命支え続け、苛酷な負担に耐えているわけです。

そして、このように日頃から首を酷使してばかりいると、頸椎が疲弊して、構造的に弱くなっていってしまうのです。

たとえば、みなさんは『ストレートネック』という言葉を聞いたことがあるのではないでしょうか。これは、「頸椎のカーブが消えて、まっすぐになってしまう状態」のこと。ストレートネックはうつむき姿勢を習慣にしているとなりやすいのですが、この『頸椎のストレート化』が進行すると、頭の重みがまともに骨にかかるために、いっそう頸椎が弱ってくることになります。

また、こうして頸椎が疲弊してくると、だんだん頭の重みを支えるのがきつくなってきて、頸椎のまわりの筋肉がこり固まって緊張するようになります。みなさんのなかにも「首の後ろが張ったりこったりして仕方ない」という方が大勢いらっしゃることでしょう。そうした症状は、頸椎が弱ってきた証拠であり〝首のSOS〟のようなものなのです。

さらに、こうした首の筋肉の緊張が日常的に続くと、頸椎付近に集中しているたくさんの神経がさかんに圧迫されることになります。もちろんそのなかには頭の後頭部・頭頂部方面へ向かう『大後頭神経』や側頭部方面へ向かう『小後頭神経』も含まれています。すなわち、普段から首に負担ばかりかけて、張りやこりを放ったままにしていると、これらの神経の〝根っこに近い幹〟の部分が筋肉の圧迫を受けて、どんどん弱っていってしまうのです。

脳が疲労すると、首の神経が過敏に反応する

次に、②の要因についてです。

先にも述べたように、脳は〝神経の親玉〟のような存在です。脳は体のすみずみにまで神経の網《あみ》を張っていて、その縄張り内で起きた出来事は細大漏らさず〝親分〟に報告される仕組みになっています。脳という〝親分〟がいつも目を光らせているからこそ、神経は役目を忠実に果たすわけです。

しかし、その肝心の〝親分〟が弱ってきてしまったらどうなるでしょう。縄張りを

束ねる力が衰えて、末梢の神経が果たしている機能も落ちてしまうのではないでしょうか。要するに、脳が弱ると神経も弱ってくるし、脳が疲れれば、神経も疲れてくるものなのです。

ちょっと胸に手を当てて考えてみてください。みなさんも、日頃、脳を酷使して疲れさせてしまってはいませんか?

多くの現代人にとって、脳疲労はたいへん切実な問題です。脳が本来の機能を発揮するには、十分な休息が欠かせません。ところが、近頃はとてもたくさんの人が、ろくな休息も与えないまま、脳に鞭《むち》打って働かせてしまっています。

脳疲労の原因は大きく3つあります。

ひとつ目は睡眠の問題です。

睡眠時間を削って仕事をしていたり、テレビやパソコンに夢中になっていたりすることはないでしょうか。日中、寝不足の目をこすりながら仕事や家事をするのが習慣になってはいないでしょうか。近年は不眠症などの睡眠障害を訴える人もかなり増えてきています。十分睡眠がとれないと、脳はその日の疲労を回復させることができず、疲れを残したまま翌日を迎えることになります。そうした日々が続けば、来る日も来る日も疲れを持ち越して、どんどん疲労が蓄積していってしまうことでしょう。こうした睡眠事情が脳を疲弊させるいちばんの原因となっているのです。

ふたつ目は、パソコンやスマートフォンなどによる目の酷使・脳の酷使です。

脳に入ってくる情報刺激のほとんどは「視覚情報」だと言われます。私たちの多くは、ほとんど1日中、パソコンやスマートフォン、テレビなどから視覚情報を取り入れて暮らしています。おそらく、その情報量の多さは、目を疲れさせるのにも、脳を疲れさせるのにも十分すぎるほどの量なのではないでしょうか。もしかすると、すでに許容量をオーバーしてしまっているのかもしれません。みなさんのなかにも思い当たる方が多いことでしょう。こうしたあふれるほどの情報刺激を連日連夜処理しなくてはならず、それだけで目や脳はぐったりと疲弊してしまっているのです。

3つ目は精神的ストレスです。

現代の生活では、右を向いても左を向いてもストレスの種ばかりです。日々ストレスを解消できているのなら大きな問題はないのですが、ひとりで悩み、ストレスをため込んでしまう人も少なくありません。こうした毎日のストレスの蓄積が脳を疲れさせる原因となるのです。とくに、大きな心配事や不安などを抱えていると、脳の消耗スピードはグンと加速してしまいます。それに精神的ストレスが大きいと、睡眠の質が悪くなって、脳が十分に休まらなくなってくるもの。こうした悪循環により、さらに脳疲労が進んでしまうことになるわけです。

いかがでしょう。

こうして考えてみると、みなさんのなかにも脳疲労を自覚された方が少なくないのではないでしょうか。

先に記したように、脳の疲労が進むと、神経の疲労も進みます。脳の指令系統機能が疲れによって鈍くなってくると、末梢の神経も反応が鈍くなったり、逆に過敏に反応したり、正確な反応をしなくなったりするものなのです。

私は、こうした脳疲労の影響は、とりわけ頸椎付近の神経に出やすいのではないかと考えています。

おそらく、脳の疲れやダメージが脊髄神経に降りてきて、頸椎付近の神経に影響をもたらすのでしょう。その結果、頸椎付近の神経がピリピリと過敏に反応するようになり、『大後頭神経』『小後頭神経』などの神経につながる〝幹〟にも影響が及んでいるのではないでしょうか。そして、こうした神経疲労によって、「より頭痛が引き起こされやすい状態」がつくられてしまうのではないかと考えられるのです。

『神経最適化療法』で頭痛が治るメカニズム

ここまでお読みいただいて、どうして頸椎や頸椎付近の神経が弱ってしまうのか、おわかりいただけたでしょうか。

復習を兼ねて、ちょっとここで「どうして慢性の頭痛が起こるのか」の流れをまとめておくことにしましょう。

1　頸椎と頸椎付近の神経が弱ってくる

要因①　頸椎に過剰な荷重負担がのしかかる（うつむき姿勢・ストレートネックなどで頸椎が弱体化）

↓

頸椎のまわりの筋肉が緊張して、頸椎付近の神経がさかんに圧迫される

要因②　脳の疲労（睡眠不足・パソコンやスマートフォンによる目の酷使&脳の酷使・精神的ストレスなどによる）

↓

脳疲労の影響で、頸椎付近の神経が過敏に反応するようになる

2

頸椎付近において、『大後頭神経』『小後頭神経』などの神経につながる〝幹〟が疲弊してくる

↓

首の後ろに『痛みの領域』（押すと痛い部分＝神経が弱っている領域）が発生するようになる

3

『首の神経痛』として頭痛症状が発生する

（『痛みの領域』において『大後頭神経』『小後頭神経』などの神経につながる〝幹〟

がさかんに刺激され、その痛み刺激がそれぞれの神経の〝こずえ〟に伝わって、〝頭が痛い〟という症状となって現われる）

ざっと、このような流れになります。

ではみなさん、このプロセスにおいて、頭痛を防いだり治したりするには、どのような手段をとればいいのでしょうか。

そうです。

2の段階でできてしまった『首の後ろの痛みの領域』をマスクシートで覆い、頭方面へ痛みが伝わらないようにすればいいのです。この章の最初でご紹介したように、『一文字貼り』『Iの字貼り』『Tの字貼り』などをして、神経が弱っている領域をマスクすればいいわけですね。

マスクシートで『痛みの領域』にまんべんなく圧をかければ、患部の神経が『圧覚・触覚』の伝達を優先して、『痛覚』の伝達を遮断《しゃだん》するようになります。要するに、『大後頭神経』や『小後頭神経』につながっている〝幹〟がどんなに揺らいでも、〝神経のこずえ〟のほうへ痛みの刺激が伝わらなくなるのです。これにより、マスクシートを貼って以降は頭の痛みを感じなくなります。すなわち、〝痛みという犯人〟が取り押さえられて、頭痛に悩まされることがピタッとなくなるわけです。

しかも、このマスクシートを貼ると、患部である『痛みの領域』の回復がグッと早まります。

先にも述べたように、『痛みの領域』にしっかりフタをすると、患部を健康な状態に戻そうという力が高まるのです。弱っていた〝幹〟も元気を回復して正しく機能するようになりますし、筋肉の張りやこりもとれてきて、頸椎と頸椎付近の神経がしなやかに機能するようになります。また、マスクした部分の皮膚温が上昇し、神経の流れや血液の流れもよくなって、領域内の細胞が活力を取り戻し始めます。

こうした作用により、「二度と頭痛を起こさない状態」へと領域が整えられていくわけです。

いかがでしょう。この『神経最適化療法』によって、長年頭痛に悩まされてきた方々が悩みから解放されているのです。どうしてこの治療法によって頭痛が治るのか、ご納得いただけたでしょうか。

頭痛ときっぱり縁を切るための生活習慣

なお、ひとつつけ加えておきましょう。

マスクシートを貼って頭痛症状が出なくなったとしても、それですっかり安心して油断してしまってはいけません。

たとえば、いったん治った後も、うつむき姿勢ばかりとって頸椎に過剰な負担をかけ続けていたり、睡眠不足や長時間のパソコン作業などで脳疲労を進ませるような生活を送っていたりしたらどうなるでしょう。

そう、こうした生活習慣を続けていると、首の後ろの領域の状態が再び悪化してしまう可能性があるのです。領域の神経が弱ってくれば、せっかく治った頭痛が再発してしまうかもしれません。

ですから、『神経最適化療法』を行なったらば、その後は日常の生活習慣に注意を払って首や脳に疲れをためないようにすることがたいへん重要となります。頭痛ときっぱり縁を切るには、『マスクシートによる治療』と『生活習慣の改善』の両方が必要だと思ってください。

生活習慣の改善においてまず大事になるのは、これまで指摘してきたような「うつむき姿勢などの頸椎を疲れさせる要因」や「睡眠不足をはじめとした脳を疲れさせる要因」を、日々の生活パターンからできる限り排除していくことです。そのうえで、なるべく心身の神経をきちんと休められるようなリズムで毎日を送るように心がけていきましょう。

ちなみに、神経をちゃんと休めるには、1日1日、オンとオフのメリハリをしっかりつけて生活していくことが大切です。つまり、「ここからここまではバリバリ働く仕事の時間」「ここからここまではゆっくり休むプライベートの時間」といったようにメリハリをつけて日々を送っていくのです。

夜遅くまでだらだらと残業していたり、家に帰っても仕事のことばかり考えていたりするようではいけません。自分自身でスイッチを〝オン〟にしたり〝オフ〟にしたりするようなつもりで、モードを意識的に切り替えてメリハリをつけるようにするといいでしょう。

それと、昼と夜が逆転した生活を送っていたり、心身にストレスがたまるような不規則な生活を送っていたりするのもいけません。やはり、昼は一生懸命働いて、夜は心身を休めてぐっすり寝るという規則的なリズムを守り、オンとオフの区別をしっかりつけて生活することをおすすめします。

どれも人間としてある意味〝当たり前の生活習慣〟であり、決してむずかしいことではありません。

日頃からこうした〝当たり前の生活習慣〟を心がけていれば、首の神経はもちろん、全身の神経機能をすこやかな状態でキープできるはずです。そうすれば、今後首を弱らせることもなく、二度と頭痛に悩まされずに人生を送ることができるでしょう。

どうです? みなさん、『マスクシートの治療』と『生活習慣改善』を実行に移して頭痛と縁を切ることができそうですか?

次の章では、実践編として、簡易版のマスクシートを使ったセルフケアで治療する際の具体的な流れやコツをご紹介していくことにしましょう。きっと、次章をお読みいただければ、「こんなに簡単なケアで治していけるんだ」「これなら自分にも実行できそうだな」と思っていただけると思います。

ぜひ実行に移して「二度と頭痛に悩まされない人生」を自分の手で築いていきましょう。

PART 3

『Tの字貼り』で鎮痛剤にさよなら！頭痛を治すセルフケアのコツ

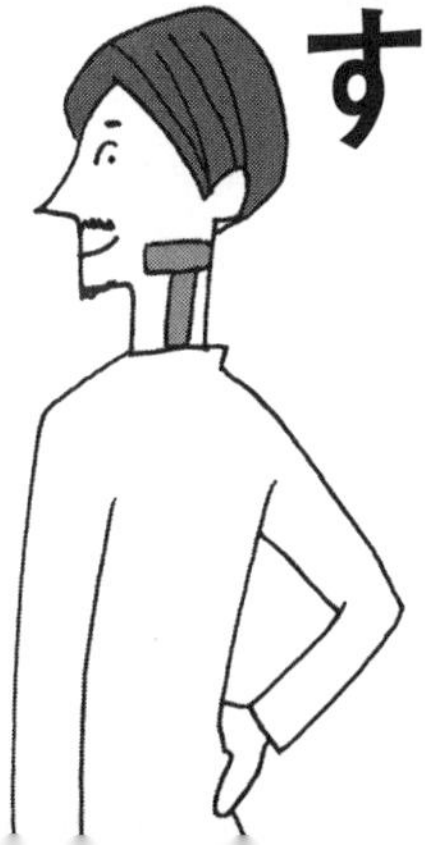

『Tの字貼り』にトライしてみよう

前章では「首の後ろの痛みの領域」をマスクシートで封鎖すると頭痛が治ることについてご説明しました。

『一文字貼り』『Iの字貼り』という貼り方もありますが、私がみなさんにいちばんおすすめしたい貼り方は『Tの字貼り』です。この『Tの字貼り』なら、『頭痛3兄弟』のどのタイプにも有効であり、首の神経が弱りがちな領域を幅広くカバーできるからです。

みなさんも、セルフケアで頭痛を治す場合は、まずこの『Tの字貼り』にトライしてみてください。それでは、さっそくその手順をご紹介していくことにしましょう。

最初に、次のふたつのアイテムをご準備ください。

〈用意するもの〉

・**市販のキネシオテープ**（いろいろサイズがありますが、首の『Tの字貼り』にはおよそ38ミリ幅のものがベストです。ドラッグストアで手に入ります）

・**市販のビーズ1袋**（直径1～2ミリの丸型のもの。100円ショップや手芸用品店などで手に入ります）

準備ができたら、さっそく簡易版マスクシートをつくりましょう。

①首の長さや幅を測ってテープをカットする

首の長さや太さは人によって違います。まずは、自分の首に合わせた長さにキネシオテープをカットします。粘着シートをはがしていない状態で自分の首にテープを当ててみてカットする長さを決めてください。この際、次の場所に当てて寸法を決めるようにしてください。

【横のライン】髪の生え際に沿って、「左の耳たぶのすぐ後ろ」と「右の耳たぶのすぐ後ろ」をつなぐラインの長さ

【縦のライン】首の中央の頸椎に沿ったライン。髪の生え際から首のいちばん下ま

での長さ

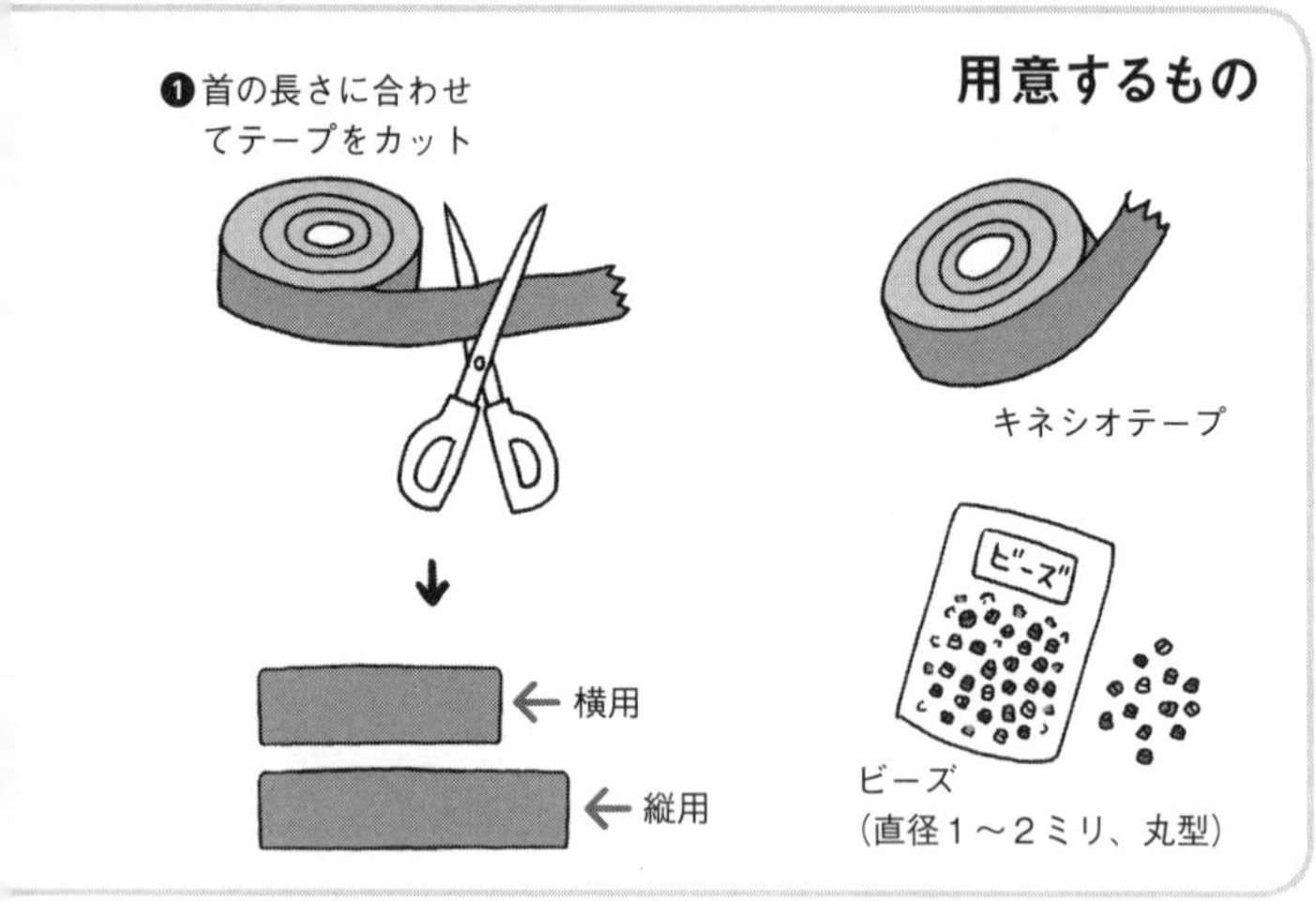

②テープの粘着面にビーズをふりかける

「横のライン用のテープ」と「縦のライン用のテープ」をカットしたら、テープの粘着シートをはがして、２本並べて（粘着面を上にして）テーブルの上に置いてください。

その上から用意したビーズをパラパラとふりかけてくっつけていきます。この際、なるべくテープの粘着面の全体にまんべんなくビーズが散らばるようにふりかけてください。ビーズとビーズとの間が3～5ミリ間隔で散ら

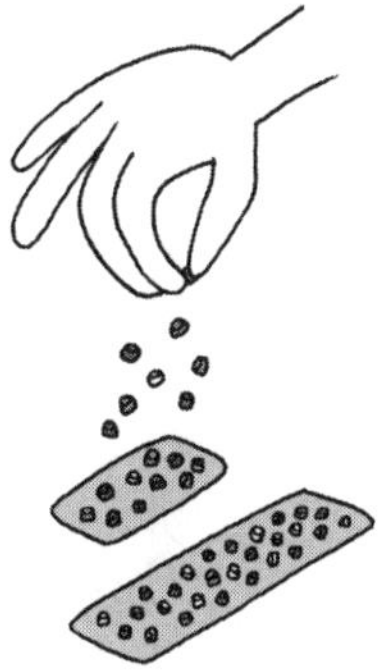

❷テープの粘着面にビーズをふりかける

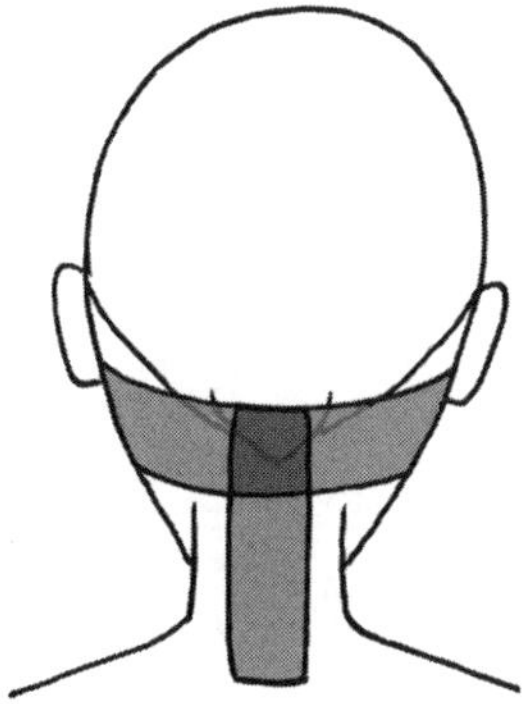

❸マスクシートを首の後ろにTの字状に貼る

ばるのが理想ですが、ビーズが2個くっついて貼りついたところがあるなど、多少の偏《かたよ》りがあっても構いません。大切なのは「テープの粘着面にだいたいまんべんなくビーズが散らばっている感じ」にすることです。

これで縦横2本の簡易版マスクシートの出来上がりです。

③マスクシートを首の後ろに『Tの字状』に貼る

粘着面にビーズをふりかけたキネシオテープを首の後ろに貼っていきます。貼る場所は、先ほど寸法を決めたラインと同じです。横用のテープは、髪の生え際が少し隠れるくらいの高さで左右の耳たぶの後ろを結ぶラインに貼ってください。

縦用のテープは頸椎に沿って、髪の生え際から首の下までのラインに貼ってください。この際、横のテープと縦のテープがクロスして二重に貼られているところがあっても構いません。

これで『Tの字貼り』の完成です。

どうでしょう。拍子抜けするくらい簡単にできてしまったのではありませんか？でも、この「キネシオテープ＋ビーズ」の簡易版マスクシートは、これまでいろいろ試行錯誤した結果、ようやくたどり着いた究極のスタイルなのです。

かつては米粒を布テープにつけて貼ったりしたこともあったのですが、数年かけてさまざまなパターンを試した結果、もっとも簡単にできて、もっとも高い効果を上げることができたのが、この「キネシオテープ＋ビーズ」の組み合わせでした。キネシオテープなら、適度な伸縮性があって貼り心地もいいですし、テープに貼りつけたビーズも、ひとつひとつのつぶつぶが絶妙の突起となってまんべんなく『痛みの領域』に圧を加えることになります。

きっと、このマスクシートを貼ってみると、首の後ろの皮膚になんとなくビーズのつぶつぶした存在感を感じると思いますが、これくらいの弱めの圧力加減がベスト。このちょうどいい圧力が首の後ろの『痛みの領域』に全体的にかかることによって、頭痛を抑えることができるのです。これらのひと粒ひと粒のビーズが皮膚表層の圧覚や触覚を刺激して、神経が痛みを脳に伝えるのを遮断してくれるわけですね。

首を指で押してみて回復具合をチェックしよう

なお、このマスクシートは1日ごとに貼り替えるのが基本です。なぜなら、長く貼っていると、貼ったところがかぶれる可能性があるからです。

家の外に出る予定がなければ1日中貼っていても構いませんが、外では他人の目が気になる方も多いでしょうから、外出の前にははがすようにするといいでしょう。毎朝、仕事に出かける方なら、「ひと晩貼って、朝はがす」というサイクルで続けていくといいと思います。夜、お風呂から出た後に貼るのがいちばんやりやすいのではないでしょうか。毎日夜だけ貼るのでも十分に効果は上がりますのでご安心ください。

また、貼ってみればわかりますが、貼った患部が温かく感じるはずです。マスクシートをはがしたときに、そこだけ汗をかいていることも少なくありません。これに関しては大学の研究室で行なった実験でも確かめられているのですが、マスクシートを貼った部分の皮膚温が上昇するのです。

シートには、別に温度を上げるような工夫がなされているわけではありませんし、ビーズの原材料は単なる樹脂です。それなのにどうして皮膚温が上がるのか、理由はよくわかりませんが、私はおそらく患部の神経の流れが回復して脳との連絡がスムーズになることが関係しているのではないかと見ています。

それと、このマスクシートは、痛みがより強い人のほうが、高い作用が現われる傾向があります。首の患部の状態が悪い人、頭痛症状のひどい人ほど、より高い解消効果を実感できるはずです。ただ、それは「軽症の人は効き目が薄い」ということではありません。重症の人に比べると「治った！」という実感が少し希薄《きはく》なだけであり、ちゃんと治すことができますので心配には及びません。

あと、ひとつ注意点を述べておきましょう。

先にも述べましたが、このマスクシートは、『首の痛みの領域』の押して痛いところが完全になくなるまで貼り続けるようにしてください。頭痛が現われなくなったからといって、そこで止めてしまってはいけません。

頭痛症状自体はすぐにとれると思いますが、症状がとれても『首の痛みの領域』はまだ十分に回復しきってはいません。『Tの字貼り』をしたところをあちこち指で押してみて、「軽く押しても痛い」ようなら、まだかなり状態が悪いという証拠です。さらに、「強めに押したとき痛い」と感じるようになってきたら、あともう少しという証拠。「かなり強く押しても痛くない」という状態になったら完治だと思ってください。そういう状態になったら、マスクシートを貼るのを止めてもOKです。

ただ、領域のかなり奥のほうに神経が弱い部分が残っている可能性もあるので、押したときの痛みが完全になくなっても、一応用心のために、数日ほどプラスして貼り続けておくといいかもしれません。

これらの手順を守って『Tの字貼り』を実践し、なおかつ生活習慣にも注意をしていけば、二度と頭痛に悩まされることはなくなるでしょう。

鎮痛剤は〝お守り代わり〟にバッグに入れておけばいい

また、頭痛持ちの方には、鎮痛剤を常用している方が多いもの。みなさんのなかにも、「頭が痛い」となると、すぐにバッグから鎮痛剤を取り出すのがクセになってしまっている方が少なくないのではないでしょうか。

これまで長年にわたって鎮痛剤に頼りっぱなしの生活を続けてきたために、だんだん鎮痛剤が効かなくなってしまったという方もいらっしゃるかもしれません。

しかし、この『Tの字貼り』を行なって頭痛がなくなれば、もう鎮痛剤に頼る必要はなくなります。痛む時間がどんどん減っていくため、自然に服用する必要がなくなっていくはずです。

ただ、ずっと鎮痛剤を頼りにされてきた方は、いきなり「クスリなしの状態」になるのは不安かもしれません。

そういう人は、最初のうちは『Tの字貼り』と『鎮痛剤』を併用するスタイルをとっても構わないと思います。頭痛に悩まされる頻度は日増しに少なくなるため、鎮痛剤を服用する機会もそれとともにどんどん減っていくはずですが、こうしたクスリは持っているだけでも安心するものです。ですから、仕事の際や、旅行や出張のときなどは〝お守り代わり〟のつもりでバッグの奥に忍ばせておくといいのではないでしょうか。

普段から〝お守り〟として持ち歩いているうちに、「そうか、もうこれに頼らなくても大丈夫なんだ」ということがわかってくることでしょう。そうやって時間をかけながら「もうクスリは必要ないんだ」という感覚に慣れていけばいいと思います。

それに、鎮痛剤から離れられるということは、神経にとってもたいへんよいことなのです。

多かれ少なかれ、クスリというものは、体の神経を刺激するようにできています。あまりにこうした刺激が多すぎると、神経を疲れさせたり反応を鈍くしたりということにつながります。でも、こうした刺激過多の状況から脱却すると、神経がより自然なかたちで機能するようになり、よりいっそう神経の流れをよくすることにつながっていくものなのです。

『Tの字貼り』で頭痛以外の症状も改善する

みなさんは、頭痛以外にもさまざまな不定愁訴《ふていしゅうそ》に悩まされていませんか。

なぜこんなことをお聞きするのかというと、私の治療院には、そのように訴える患者さんが数多くいらっしゃるからです。あくまで頭痛が主訴ではあるのですが、よくよくお聞きしてみると、「じつは肩こりもひどくて……」「それに疲れ目にも悩まされていて……」といった症状が次々に口から出てきます。

ところが、こうした患者さんに『Tの字貼り』をして頭痛の治療を施すと、頭痛以外の症状もきれいにとれてくることが少なくないのです。

とりわけ、『肩こり』『首こり』『目の症状』などに対する効果が顕著《けんちょ》であり、これは、後でご説明するマトリクスの走行ラインが、頭痛とこれらの症状とで共通しているためと思われます。

では、『Tの字貼り』をしていると、頭痛のほかにどんな症状が解消されるのか。それぞれ簡単にご説明しておくことにしましょう。

●肩こり

首に『痛みの領域』を持っている人のほとんどは、肩こりにも悩まされています。首の筋肉と肩の筋肉にはつながっているものが多く、頸椎や頸椎付近の神経にトラブルがあって首の筋肉が緊張すると、自動的に肩の筋肉も緊張し、こりや張りへと結びついてしまうのです。

すなわち、肩のこりや痛みなどの症状の『痛みの発生源』は首にあるようなもの。ですから、『Tの字貼り』で首の領域の状態を回復させると、肩の筋肉や神経の状態もよくなり、こりや張りがとれていくのです。頭痛症状がなくて、肩こりだけにお悩みの方も、『Tの字貼り』にトライしてみるといいでしょう。

●首こり

頭痛持ちの人のほとんどは、首にこりや張りを感じているものです。また、頭痛症状がなくても、首にこりや張りなどの症状があり、『首の痛みの領域』ができてしまっているケースもたくさんあります。

『Tの字貼り』は、首の筋肉や神経が弱りがちな部分を幅広くカバーすることになるため、こりや張り、痛みなどの症状が解消されます。とくに、長時間パソコンに向き合ってデスクワークをしている人には、首を酷使して弱らせてしまっている人が多いもの。たとえ頭痛症状がなくても「いつも首が疲れる」「首が張ってしょうがない」と感じている人は、積極的に『Tの字貼り』をすることをおすすめします。

●ドライアイ

先にも述べたように、現代では、パソコン、スマートフォン、テレビなどに長時間接して目を酷使する習慣が当たり前のようになっています。そのせいで目が乾く『ドライアイ』の症状を訴える人もたいへん増えているのです。じつは、目の症状を改善させるマトリクスの走行ラインは、頭痛症状を改善させるマトリクスのラインと同じです。『Tの字貼り』をして首の領域の状態を改善させると、おのずと目に向かう神経の流れもよくなり、ドライアイの症状が改善されることになるのです。

●疲れ目

ドライアイの場合と同様、『Tの字貼り』をしていると、疲れ目も解消されるようになります。ドライアイや疲れ目が進むと、頭痛症状がいっそうひどくなることが少なくありません。また、頭痛症状がなくても、ドライアイや疲れ目に悩まされている人はたくさんいらっしゃいます。ぜひ、『Tの字貼り』で痛みや疲れの悪い流れを断ち切ってください。

●目の奥の痛み

片頭痛や群発頭痛というほどではなくても、片方の目の奥にしょっちゅう痛みを感じるという人は大勢いらっしゃいます。こうした症状が現われるのも、首の頸椎付近から発して目の方面へ枝分かれしていった神経が刺激されているためと考えられます。目の奥に痛みを訴える患者さんも、マスクシートで『痛みの領域』を封鎖することによって、痛みの解消に成功されています。お悩みの方はぜひとも『Tの字貼り』にチャレンジしてみてください。

首を大切にしていれば、健康の力を底上げできる

さらに私は、『Tの字貼り』を日頃の健康管理に役立てることも可能だと思っています。なぜなら、首は全身の健康にとってカギとなる部分だからです。

とりわけ、首の後ろ側の頸椎のあたりは、全身の神経の流れにとって最大の要衡《ようしょう》と言っていいでしょう。

首はすべての神経の〝起点〟と言っても過言ではありません。上の頭方面だけでなく、横側の腕や手へ延びていく神経も、下の体幹方面へ延びていく神経も、首がスタート地点になっているようなものです。

ですから、首の状態をよくすることは、全身の神経の流れをよくすることにつなが

ります。『首の痛みの領域』を『Tの字貼り』でしっかり押さえて痛みを遮断すれば、領域内の神経や筋肉のコンディションがよくなって、脳と、体の各方面の神経との連絡性がより高まっていくと考えられるのです。

これにより、きっと、いろいろな健康効果が現われてくるでしょう。

たとえば、免疫力が高まって、風邪などの感染症にかかりにくくなることが挙げられます。私は、免疫の弱さとは神経の弱さであり、神経の流れが悪いと風邪などの病気にかかりやすくなると考えています。こうした流れが改善されて、病気に対する抵抗力が高まってくるのです。

それに、「疲れやすい」「いつも体がだるい・重い」といった悩みも解消されるようです。体の神経の流れがよくなると、脳と末梢との連絡がスムーズになり、末梢の細胞の新陳代謝や内臓器官のエネルギー代謝などもよくなってきます。これらの作用が総合的に働いて、だるさや疲れやすさなどが解消されると考えられるわけです。

いかがでしょう。このように『Tの字貼り』は全身にわたる体調改善にも一役買ってくれるのです。

だったら、頭痛になったときだけではなく、ちょっと疲れたときや体調が悪くなったときなどに『Tの字貼り』をしたり、健康の維持や病気予防のために『Tの字貼り』をしたりするのもアリだと思います。

とにかく、キネシオテープとビーズさえ手元にあれば、手軽に首の健康コンディションをよくすることができるのです。

首の健康キープは、全身の健康キープへとつながっていきます。ぜひみなさん、『Tの字貼り』を活用して、首から全身の健康力をレベルアップさせてみてください。

頭痛にならないための15の生活習慣

さて――

『Tの字貼り』によるセルフケアのコツについては、十分おわかりいただけたと思います。

それでは次に、『頭痛にならない生活習慣』についても、具体的にどんなことをすればいいのかを簡単に述べておくことにしましょう。

前の章で、頭痛をしっかり治すには、『マスクシートによる治療』と『生活習慣の改善』とを並行して行なっていくべきだと述べました。このふたつを〝両輪〟としてセルフケアを行なってこそ、慢性の頭痛に終生の別れを告げることができるのです。

全部で15項目。ポイントのみを記していきますので、ぜひ実行に移してみてください。

①日付が変わるまでにはふとんに入る

慢性的に睡眠が不足している人には、深夜までパソコンやスマートフォン・携帯電話を見ていたりテレビを観ていたりして、だらだらと時間を過ごしている人が目立ちます。こうした習慣は、脳疲労を進ませて頭痛の要因となります。睡眠不足がいけないのはもちろん、パソコンやスマートフォン・携帯電話、テレビなどの長時間の視覚刺激が脳を疲れさせることになるのです。

だらだらと夜更かしするのを防ぐには、とにかく「○時になったら寝る」というルールを決めて習慣づけてしまうこと。日付が変わるまでにはふとんに入るようにして、せめて6～7時間は睡眠時間を確保することをおすすめします。

②睡眠不足の日を連続させない

とはいえ、誰でもたまには、つい夜更かしをしてしまい、寝不足になってしまうことがあるでしょう。大切なのは、その不足をちゃんとカバーしているかどうかです。「今日は睡眠不足だな」と思ったならば、その晩は早めに床に就いて、ぐっすり寝てリカバリーすること。そうしていれば大きな問題はないのです。

問題なのは、睡眠不足の日を連続させてしまうこと。そうすると、脳の疲れがとれず、日々疲れを持ち越してしまいます。「たまの寝不足くらいならまだいいけれど、連日連夜の寝不足はＮＧ」と覚えておくようにしてください。

③昼間、なるべくよく歩くようにする

日中に肉体をよく動かしている人は、適度な肉体疲労によって、その晩ぐっすり眠れるものです。最近は、日中に頭脳労働ばかりしていて、ほとんど体を動かしていない人が目立ちますが、それも現代人の不眠傾向の要因のひとつになっていると考えら

れます。よく眠るには、頭ではなく、体を疲れさせることが大事なのです。

ですから、昼間はなるべく体を動かすことを意識してください。いちばんおすすめなのは、よく歩くように意識すること。仕事の合間や通勤時間、移動時間などに暇を見つけては歩くようにしてみてはいかがでしょう。それだけでも、「昼＝活動／夜＝休息」というメリハリがついて、夜よく眠れるようになるはずです。

④夕方、帰宅前に汗をかく。運動でもサウナでもOK

神経をしっかり休めるには、オンとオフのメリハリをつけることが大切。夕方、1日の仕事が終わったなら、その時点で仕事のことを忘れ、しっかりと気持ちを切り替えるように習慣づけるといいでしょう。

そのためにおすすめなのが「汗をかくこと」。ジムなどに立ち寄って体を動かすのでもいいですし、サウナなどですっきりするのでもいいでしょう。このように物理的に体に働きかける行為を行なうと、心身ともにオンからオフへとしっかり切り替わるものなのです。また、適度に体が疲労するので、夜の快眠にもつながります。

⑤睡眠に影響しないよう、飲酒は適量に

お酒を飲むとよく眠れると思っている人がいますが、あれはウソ。アルコールは神経を高ぶらせて、睡眠を阻害《そがい》する要因となります。とくに、大量の飲酒習慣は睡眠を浅くし、脳を疲れさせる要因となります。神経を疲れさせないためにも、お酒は〝適量〟を心がけましょう。

⑥うつむき防止のために、常に〝画面の高さ〟を意識する

首を疲れさせるいちばんの原因は『うつむきの姿勢』です。そして、日々の生活のなかでもっともうつむき姿勢になりやすいのが、パソコンやスマートフォン・携帯電話を操作しているとき。とりわけ、これらの器機に接する時間の長い人は、普段から意識して姿勢を正す必要があります。

また、パソコンやスマートフォンを扱う際は、画面の高さに注意を払うことが大切です。画面が目線よりも下にあると、どうしても姿勢がうつむきがちになってしまいます。ですから、パソコンの場合は、机やイスの高さを調節して、できるだけ目線と画面が水平になるようにセットするといいでしょう。最近はパソコンの高さを調節す

るための置台なども市販されているので利用してみるのもいいかもしれません。さらに、スマートフォンや携帯電話の場合は、常に顔の前に持ってきて画面を操作するように習慣づけるといいでしょう。こうした工夫をするだけで、うつむき姿勢になる時間を大幅に減らすことになるのではないでしょうか。

⑦パソコン作業は30分に1回休憩を挟む

長時間座ったままでパソコン作業を続けていると、首や肩の筋肉が緊張してこり固まってきます。こうした筋肉の緊張が持続することで首の神経に悪影響をもたらし、『痛みの領域』をつくる要因となっていくのです。

こうした事態を避けるには、小まめに休憩を挟むのがいちばん。30分に1回程度のペースで席を立ち、1、2分休憩をとって、その辺を歩いたり軽いストレッチをしたりするようにしましょう。これを習慣づけるだけでも、首や肩の疲弊をかなり防ぐことができるはずです。

⑧あまりハマりすぎない

パソコンでのネットサーフィンやスマートフォン・携帯電話でのメール、読書やゲームにしても、集中してくると、姿勢や休憩、疲労などはどうでもよくなってきてしまうもの。目の前のことがおもしろくなって、その世界に入り込んでしまうわけです。ですから、あまり夢中になりすぎないこと、ハマりすぎないことも大切。おもしろくなってきても、頭の隅のどこかに〝冷静な自分〟を保持しておくようにしましょう。とくに、ゲーム好きの方は意識して気にかけておくようにしてください。

⑨首はなるべく冷やさない

普段、首を冷やしていると、神経の働きが悪くなり、『痛みの領域』が形成されやすくなります。たとえば、真冬に首や胸の開いたファッションをしていたり、夏に冷房風が首筋を直撃するような場所で長く仕事をしていたりすることはないでしょうか。こうした〝冷え〟から身を守るためには、マフラー、肩掛けショール、ネックウォーマー、スカーフなどを利用して、季節に合わせたファッションで首をガードするといいでしょう。

⑩マッサージのやりすぎは禁物

首や肩がこってくるたびにマッサージ屋さんへ行って揉《も》んでもらっている人も少なくないことでしょう。ただ、マッサージの際は〝強めの刺激〟は禁物。首の筋肉は薄いので、強く揉んだり長くやりすぎたりすると、かえって状態をこじらせてしまう可能性もあります。また、ツボ押しや肩もみなども、同様に強い刺激は避けたほうがいいでしょう。「こりをほぐすための刺激」を首や肩に与えるのならば、あくまで〝弱め〟を基本にしてください。

⑪たんぱく質を欠かさない

神経の流れをよくするには、たんぱく質の摂取が欠かせません。たんぱく質は神経の働きをよくしたり神経伝達物質をつくったりするための大切な原料となるのです。普段の食事で、肉、魚、卵、チーズ、乳製品、大豆製品などをしっかり摂るようにしましょう。三度三度の食事の際、必ず最低1品はたんぱく質の食材を入れるようにするといいでしょう。

⑫食べ物は「旬のもの」「体が欲しているもの」を摂る

人は「体が欲しているもの」を食べるのがいちばん。栄養バランスや摂取量に問題がない限り、何をどう食べるかにそんなに神経質になる必要はないと思います。たとえば、ビタミンが不足していると、野菜やフルーツを食べたくなったり、たくさん汗をかいて塩分が少なくなると、塩辛いものを食べたくなったりするもの。そういうふうに、自分の体が求めているものに耳を澄ましつつ、必要なものを必要量摂っていくことをおすすめします。

また、季節ごとの旬の食材には、そのときどきに体が求める成分が豊富に含まれているもの。できるだけ、旬の食べ物を食卓に載せるように心がけるといいでしょう。

⑬ストレス解消につながる趣味を持つ

ストレスに関しては、その人が「解消できる趣味を持っているかどうか」ということがたいへん重要です。解消するための何らかの手段を持っていないと、日々いたずらにストレスをふくらませていってしまいがち。スポーツでもカラオケでも習い事でも構いません。何かひとつ、「これをしているとストレスが吹き飛ぶ気がする」という趣味を持つようにしてください。そのうえで、日々のストレスを小まめに解消していくといいでしょう。

⑭不安や心配事に名前をつける

不安や心配事は、よく「頭痛のタネ」と言われます。これらの「頭痛のタネ」は、放っていると〝芽〟を出して、どんどん生長して大きくなっていってしまいます。ですから、不安や心配事は、客観的かつ冷静な目で捉え、できるだけ生長させないようにすることが大切になります。

たとえば、頭のなかの不安や心配に名前やニックネームをつけてみてはどうでしょう。たとえば、もし、仕事中にプレゼンで緊張しないかどうかが心配なら、頭のなかで「ほら、また『プレゼン不安小僧』が顔を出した、早く引っ込め」などと考えてみるのです。そうすると自分の心を客観視することができるようになり、不安や心配がふくらむのを防ぐことができるのです。

⑮よく笑う。あまり怒らない

いつもイライラしたり怒っていたりすると、神経が過敏に反応するようになって頭痛も起こりやすくなるもの。反対に、いつもにこやかでよく笑う人は、神経もリラックスしていて良好な状態に保たれているものです。とりわけ、大笑いをすると、神経や筋肉の緊張をほぐす効果が期待できます。お笑い番組やコメディ映画を観るのでもマンガを読むのでもOK。笑いは心にも体にも〝福〟をもたらします。1日に1回くらいは大笑いをしたいものです。

首のこりと張りの解消に役立つ3つのストレッチ

なお、この章の最後に、首・肩のこりや緊張をほぐすためのストレッチを3つほど紹介しておきましょう。

頭痛ときっぱり縁を切るためには、常に首や肩の状態に注意して、こりや張りを小

首反り胸張り体操

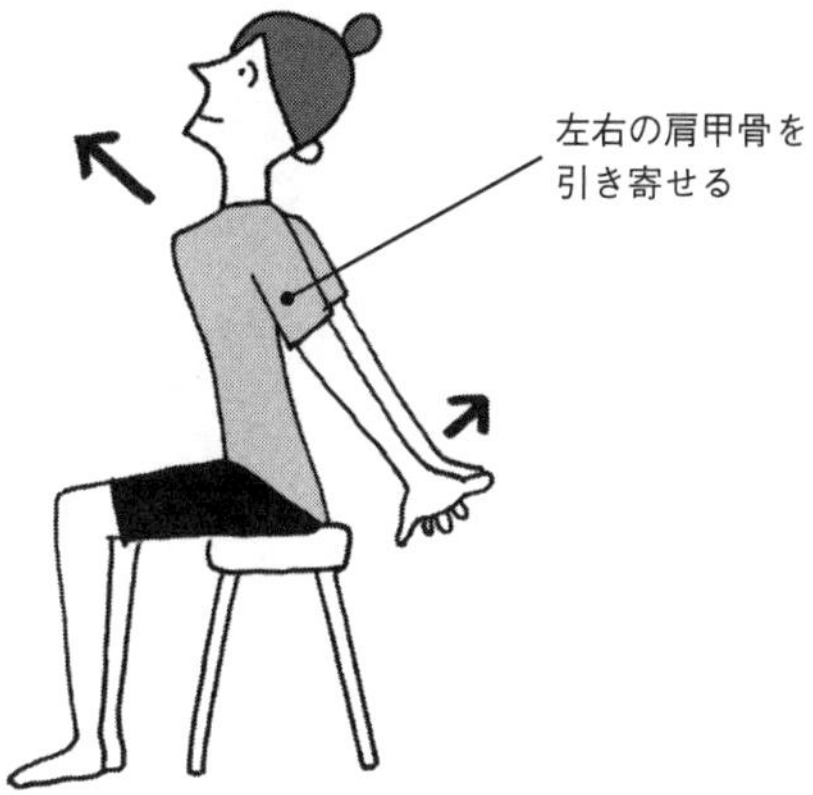

まめに解消させる習慣がたいへん大切になります。ここに取り上げるストレッチはどれも仕事の合間などに簡単にできるので、ぜひみなさん日常生活のなかに取り入れて行なってみてください。

●首反り胸張り体操

体の後ろで両手を組み、組んだ両手を上げながら上体を反らしていきます。また、これと同時に、顔を上げ、首を反らせていくようにしてください。上のイラストのように、大きく胸を張って、左右の肩甲骨を背中の真ん中に引き寄せるようなつもりで行なうのがコツ。15秒ほどこれを行なうだけでも、首や肩、背中に

肩回し体操

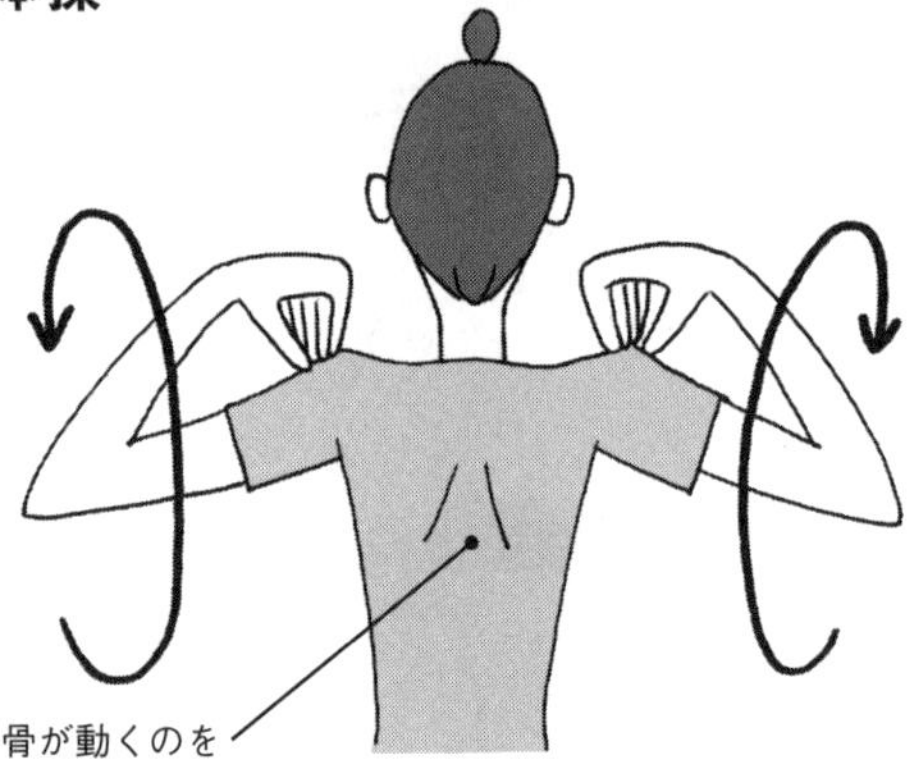

左右の肩甲骨が動くのを
意識しながら両腕を大きく回す

かけてのこりや緊張を効果的にほぐすことができるはずです。

この『首反り胸張り体操』は、立ってやっても座ってやってもＯＫ。パソコン作業で疲れたときに席についたまま行なったり、電車内で立っているときに行なったりしてみてはいかがでしょう。

●肩回し体操

長時間パソコン作業で両腕を前に出していると、肩や首、腕が疲れてきます。この体操は、そんなときに行なうのがおすすめです。

あごを引き胸を張って、両手の指先を両肩につけて、ゆっくりと腕と肩を回し

首と肩の筋弛緩法

❶肩をすぼめ、両肩を上げてギューッと力を込めながら数秒間キープ

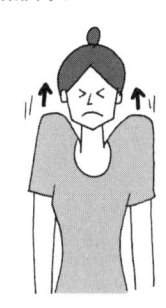

❷瞬間的にスッと力を抜く。できるだけ一気に脱力するようにする

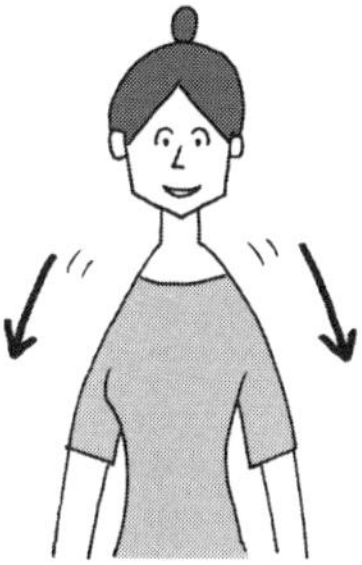

ていきます。この際、肩甲骨が動くのを意識しながら、なるべくひじ先で大きな円を描くように回していってください。

前回し、後ろ回し、両方とも10回程度行なうと、疲れがすっきりしてくるはず。もし、人前で行なうのが恥ずかしければ、トイレ休憩のたびに行なうようにしてみてはいかがでしょうか。

●首と肩の筋弛緩法

『筋弛緩法』というのは、筋肉に力を込めたり抜いたりを繰り返すことにより心身の緊張をとるメソッドです。

まず、両肩を上げ、首を下へギュッとすくめるようにして、できるだけの力を

込めてください。首と肩に力を込めた状態を数秒キープしたら、その後、瞬間的にスッと力を抜きます。〝すとん〟と音がするくらいのつもりで一気に脱力してください。

この筋弛緩法は、首・肩のこりや緊張だけでなく、精神的な緊張をほぐすのにも効果があるとされています。ぜひ、いろいろなシチュエーションで試してみるといいでしょう。

PART 4

神経の流れを回復させれば、もう痛みに悩まされることはなくなる

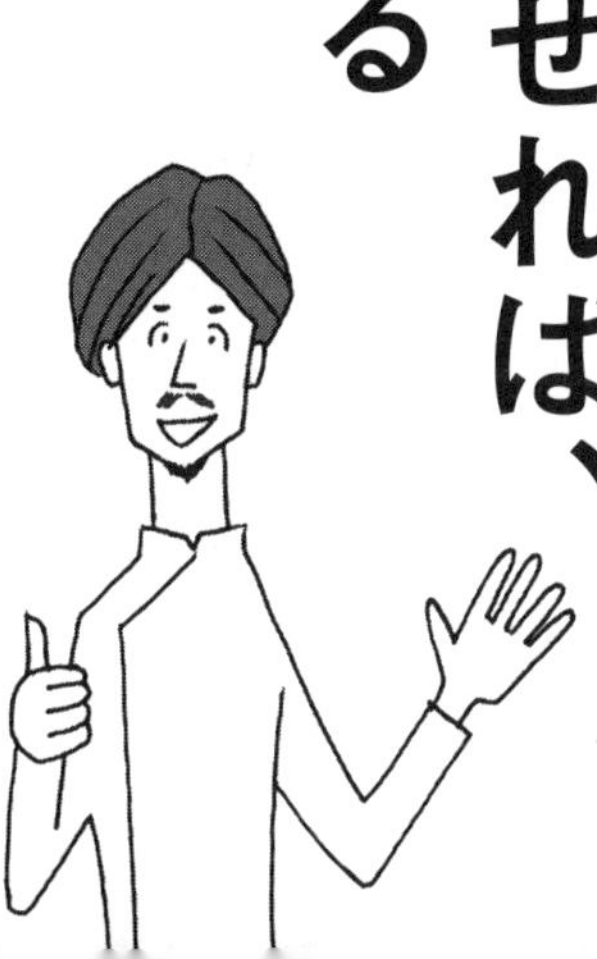

青々と茂った大木のなかの〝1本の枯れ枝〟

生き物が体を維持していくうえで、いちばん大切なのは〝神経の流れ〟なのではないでしょうか。

神経がうまく働かなければ、動くこともできませんし、食べたり活動したりするのにも支障が生じてきます。もし、そんな状態になってしまったらたいへん。当然、生命も危ぶまれることになります。

だから、危険信号として、神経が『痛み』を発するようにできているのかもしれません。体が動かなくなったり食べられなくなったりしたらたいへんだから、神経の流れが少しでも悪くなったら『痛み』というアラームを発するようにできているのではないでしょうか。

私が『神経最適化療法』の着想を得たのは、1本の大きな木を見ていたのがきっかけでした。

その大木は、とても幹が太く、これでもかというほど目一杯に枝葉を茂らせていました。青々としたこずえから木漏れ日が差し、その木を眺めているだけで「ああ、生きてるんだなあ」という気分になったものです。

ところが、よく見てみると、その大木に1か所だけ、枯れた枝がありました。他の枝はみんな元気に輝いているのに、その枝だけは葉っぱもついていないし、水分も養分も送られてきていないようです。

その枯れ枝を見て私は、「ははあ、きっと根っこをモグラかネズミにかじられでもしたんだな……それで水や栄養の供給が途絶えてあの枝だけ枯れちゃったんだな」と思いました。

そして、ひらめいたのです。

これは人間も同じなんじゃないか。目の前の大木を逆さまにしてみれば、根っこが脳神経で、幹や枝葉の広がりが体のようなものだ。脳から体への神経の流れが途絶えると、人間の体もあの枯れ枝みたいになってしまうんだな――と、そのように思ったわけです。

このように〝神経の流れ〟に着目したことがきっかけで研究を積み重ねるようにな

り、『神経最適化療法』を確立することができたのです。私はいま、たとえ体に〝枯れ枝〟があったとしても、神経の流れを回復させていけば、元通り青々とした葉を茂らせることができると考えています。

この最終章では、〝神経の流れ〟という点に注目しながら、『神経最適化療法』についてくわしく見ていくことにしましょう。

マトリクスを用いれば、どんな痛みもつかまえられる

まずは『マトリクス』について述べておくことにしましょう。

私がマトリクス作成を思い立ったのは、前項に紹介した「茂った大木のなかの1本の枯れ枝」を見たことがきっかけでした。

これまでの章でも何か所かに出てきましたが、マトリクスとは、簡単に言えば『痛みの走行ラインの人体マップ』です。

私は長年にわたり患者さんの痛みに接し、その痛みを自分の指で押してたどってきました。本当に、日々痛みを追い続けてきたようなもの。「どこに痛みの領域があると、どのようなラインをたどって痛みが脳まで到達するのか」を来る日も来る日も追い続けてきたわけです。

こうした経験値を基にして、人体全体の「痛みが走行するライン」をまとめたものがマトリクスなのです。

この後、ひざ痛の患者さんを例に、具体的な『神経最適化療法』の施療方法をご説明しますが、じつは、『痛みの領域』は1か所だけとは限りません。腰やひざなど脳から遠いところに『痛みの発生源』がある場合は、しばしば複数の『痛みの領域』が発生します。このような場合は、必ずこのマトリクス上に現われるのです。ですから、『痛みの領域』が発生源のほかにもないかどうか確認していく際には、このマトリクス上を指で押してたどっていけばいいわけです。

また、『痛みの発生源』を封鎖して痛みを封じ込めると、その後、同じマトリクス上に別の『痛みの領域』が発生することもあります。新たに発生した領域の痛みのレベルは、以前よりも格段に小さくなっているのですが、あたかも逃げ場を求めるかのように痛みがライン上を移動していくのです。

しかし、こうした痛みに関しても、マトリクスを把握したうえでそのライン上をたどっていけば、確実に封じ込めることができます。

仮に、初回の施療で『痛みの発生源』とその周囲の『痛みの領域』を封じ込めて、「100」あった痛みが「30」に減ったとしましょう。そして、2回目の施療の際、その「30」の痛みがマトリクス上の別の部分に見つかって、その領域を封鎖することによって「30」あった痛みが「15」に減ったとします。そうすると、3回目の施療時に、その「15」の痛みがまたライン上の別のところに見つかることもあるのです。そのときは、またその「15」の痛みを封鎖していけばいいということになります。このようにして、治療回数を重ねるごとに、マトリクス上で痛みを追いつめていき、最終的に痛み「ゼロ」に持っていくわけです。

ちなみに、私の治療院に患者さん方が来られるトータルの回数を平均すると、3回程度が多いのですが、これはだいたい3回の治療でマトリクス上の『痛みの領域』がゼロになるということ。つまり、3回くらいかけて痛みを追いつめていくと、マトリクスのライン上から「神経が弱っている場所」が出つくすことになるわけです。そして、このようにマトリクス上で完全に痛みが消え、ライン上で押して痛いところがなくなれば、完治ということになります。

私は、この『痛み走行ラインの人体マップ』を長い年月研究してようやく完成させることができました。いまでは、頭のてっぺんから足の裏にいたるまで、隅から隅までのラインがわかっています。

マトリクスは、体に現われるほとんどの痛みに対応しています。頭痛はもちろん、肩こり、腰痛、ひざ痛などのポピュラーな慢性痛、打撲やねんざ、肉離れ、腫れなどの炎症、そのほか、手や足がしびれたり、つったり、痙攣《けいれん》したりといった症状にも対応することができます。

このマトリクスを作成できたおかげで、私は多くの痛みをスムーズに解消させられるようになりました。こちらは痛みという〝犯人〟がどういうルートで逃げるかという〝手の内〟がすべてわかっているわけですから、ルートをたどって追いつめていけば、簡単につかまえることができるわけです。

『神経最適化療法』の4つのステップ

では次に、具体的な『神経最適化療法』の施療の流れをご紹介しましょう。私が治療院で『神経最適化療法』を行なう場合、施術はだいたい次の4つのステップを踏んで進めていきます。

ステップ①『痛みの発生源』と『痛みの度合い』を患者さんと共有する
ステップ②『痛みの領域』を特定する
ステップ③『痛みの領域』にマスクシート（パッチ）を貼付する
ステップ④『痛みの度合い』がどれだけ減ったかを確認する

では、それぞれのステップを説明していきましょう。

ここでは、痛みの出方が比較的わかりやすい「片方のひざが痛くて曲げられない患者さん」を例にとりながら説明していきたいと思います。

ステップ①『痛みの発生源』と『痛みの度合い』を患者さんと共有する

最初のステップで大切なのは、「どこがいちばん痛いのか」を的確に知ることです。たとえば、ひざが痛い患者さんの場合、少しずつかがみながらひざを曲げていただいて、痛みがいちばん大きいポジションで止めてもらいます。そして、その痛みの最大レベルを「100」として、患者さんにその痛みレベルを覚えておくようにしてもらいます。こうやって痛みがもっとも大きい度合いを「100」に設定しておくと、施術が終了した時点でどれくらい痛みが減ったかを確認する際に、たいへんわかりやすいのです。

なおかつ、いちばん痛みが強い場所を確認し、赤ペンで「×印」などを書いてマーキングします。ここが『痛みの発生源』であり、ひざの痛みの領域の中心となる地点となります。

この地点についても、患者さんと一緒に確認し合います。ファーストステップで「どこがどれくらい痛むのか」を患者さんと私とで共有しておくのです。

ステップ②『痛みの領域』を特定する

次は、マーキングした『痛みの発生源』の周囲を指で押していきながら、『痛みの領域』を特定していきます。「×印」をつけた中心地点から放射状に丹念に押していき、「痛みあり」と「痛みなし」の境目がどこかを見つけていくのです。そして、境目が見つかったら、やはり赤ペンなどでマーキングしておきます。さらに、こうした境目が6点ほど見つかったら、マーキングした点と点をラインで結んでいきます。すると、『痛みの発生源』を中心として、星座のように点と点をつないだラインが完成することになります。このラインで囲われた内側が『痛みの領域』ということになるわけです。

もっとも、痛む地点は『痛みの発生源』から離れたところにできる場合もあります。ひざ痛では、股関節の下など、だいたいマトリクス上に2~3か所の『痛みの領域』が見つかるのが普通です。

このようにして『痛みの発生源』から派生して、マトリクス上にいくつかある『痛みの領域』を指で押し、マーキングをしていくと、皮膚上に〝痛みの地図〟が出現することになります。すなわち、ひざから股関節までの「神経の弱っているところ＝痛みを発している箇所」がひと目でわかるような状態になるわけです。

ステップ③『痛みの領域』にマスクシート（パッチ）を貼付する

このステップでは、いよいよマスクシートを貼って『痛みの領域』を封鎖していきます。

頭痛のセルフケア用には、キネシオテープにビーズを貼った簡易版のマスクシートをご紹介しましたが、私が施術をする際は、先にもご紹介した「アスリートエイド」というパッチ状のものを使用しています。これは、ひとつひとつに米粒大の突起がついたものです。これらを1枚1枚、『痛みの領域』に貼っていき、痛みにフタをしていくわけです。

まずいちばん先にパッチを貼るのは、『痛みの発生源』です。ひざ痛の場合であれば、『ひざの痛みの領域』の「×印」をつけた中心地点に最初の1枚を貼ります。

次に、1枚目のすぐ隣に2枚目を貼り、3枚目、4枚目と貼っていきます。中心地点をスタートして、うずまき状に封鎖面を広げていく要領で次々にパッチを貼っていくのです。この際、パッチの突起と突起とが互いにピタッと接するようなイメージで重ね貼りします。理由は、パッチの突起ですき間なく領域を埋めつくしたほうが除痛効果が表われやすいため。簡易版のマスクシートは幅広のキネシオテープを使うため、『痛みの領域』全体を覆いやすいのですが、私が施術で使う「アスリートエイド」は、直径2センチほどの丸型パッチなので、その分、ピンポイントでマスクできますが、領域面全体をすき間なく覆うには、重ね貼りをする必要があるのです。

そして、最終的に赤ペンのラインで囲んだ『痛みの領域』をすべてパッチで埋めつくします。股関節など、マトリクス上の他の『痛みの領域』も、同様にパッチで封鎖していきます。

これにより、皮膚上にマーキングした「神経が弱っている部分」をすべてパッチでマスクしたことになるわけです。

ステップ④『痛みの度合い』がどれだけ減ったかを確認する

最後のステップでは、マスクシートを貼ることによってどれだけ痛みが軽減したかを患者さんと確認し合います。

ステップ1では、患者さんにひざを曲げていただいて、最大レベルの痛みを「10
0」としました。このステップ4で、患者さんにもう一度ステップ1と同じ動作をとっていただいて、パッチを貼る前に比べての痛みのレベルを申告していただくのです。

すると、だいたいいつも患者さんから「わっ、30くらいになった!」「うそ、20くらいしか感じない!」といった驚きの声が上がります。もちろん、「信じられない、0になった!」という方もいらっしゃいます。病気やケガの種類や症状の程度にもよりますが、ほとんどの患者さんは「50~0」の範囲内に痛みのレベルが減ったと申告されます。

つまり、『痛みの領域』にフタをすることにより、痛みが封じ込められたのです。この後、患者さんにマスクシートの貼り方や生活習慣上の注意点などをご指導して、1回目の施術は終了となります。

私が日頃治療院でどんな施術をしているか、だいたいの流れがおわかりいただけたでしょうか。

75・4パーセントの人が1回の治療で「痛み0」に

なお、『神経最適化療法』の除痛効果については、大学の研究機関の協力のもと、科学的な検証がなされています。

この実験は、電気通信大学の坂本和義名誉教授のもとで行なわれ、その内容に関しては2011年の日本慢性疼痛学会においても発表されています。ここで簡単にご紹介しておきましょう。

実験は、6か月以上慢性の痛みに悩まされている患者さん114人を対象に行なわれました。私にとっては初対面の患者さんばかりですし、患者さん側もこの治療法についてほとんど何も知らされていません。

まず、114人の患者さんをAとBふたつのグループに分け、Aグループの61人には、普段私が施術で使用している「突起つきのパッチ（アスリートエイド）」を貼りました。Bグループの53人には、「突起のついていない偽《にせ》のパッチ」を貼りました。

Aグループに貼ったパッチもBグループに貼ったパッチも外見はまったく同じなので、患者さん方はどちらを貼られたのかわかりません。

さて、結果はどうなったでしょうか。

Aグループ（本物のパッチを貼った方々）の痛み指数の平均値は、貼る前は「64」だったのが、貼った後に「9・8」にまで下がりました。痛み指数が約6分の1に減少したわけです。

さらに、Aグループの患者さん61人のうち、46人が「痛みが0になった」と答えました。計算すると、パッチ貼付後に痛みが0になった割合は75・4パーセント。7割以上の方が「半年以上悩まされてきた痛みが、パッチを貼るだけの治療で0になった」という経験をされたことになります。

一方、Bグループ（偽のパッチを貼った方々）の痛み指数の平均値は、貼る前は「62」だったのが、貼った後は「42・6」となりました。偽パッチを領域に貼っただけでも多少痛みがとれたことになるわけですが、これには「突起なしのパッチ」であっても多少圧覚や触覚を刺激されることが関係しているのだと思います。また、おそらくプラシーボ効果（偽薬を処方しても、薬だと信じ込むことによって何らかの症状改善がみられる作用）も影響しているのでしょう。

ちなみに、Ｂグループの患者さん方には、この後に「突起つきの本物のパッチ」を貼っていただきました。すると、やはり痛み指数の平均値が約6分の1にまで減少しました。すなわち、本物のパッチに貼り直したら、Ａグループの方々と同じ結果が得られたわけです。

いかがでしょう。

以上のような実験で、『神経最適化療法』の除痛効果が確認されたわけです。これにより、「『痛みの領域』を封鎖して圧覚・触覚の刺激を与えると、痛みが消える」ということが証明されたと言っていいでしょう。

脳と体は、双方向車線の〝道路〟でつながれている

この章の最初にも申し上げましたが、私は、体に「枯れ枝」があったとしても、神

経の流れをちゃんと回復させていけば、元通り青々とした葉っぱを茂らせることができると考えています。

けれど、単に痛みがとれたというだけでは、枯れ枝に青葉がよみがえることはないと思います。青々とした葉っぱが芽吹いてくるには、その枯れ枝という患部自体に養分やエネルギーが行き渡り、勢いを一気に盛り返すような回復力がついていなくてはならないのです。

『神経最適化療法』を行なうと、〝通常では考えられないスピード〟で患部が回復します。先にも紹介したように、ねんざの腫れは翌日には引いてしまうし、肉離れを起こした筋肉も1~2日ほどで元通り。打撲で青くうっ血したところも、半日~1日で消えてなくなってしまいます。普段から患者さんのこうした回復ぶりを目の当たりにしていると、この治療を行なったことによって、患部の領域の細胞が働きを増しているようにしか見えません。

いったいなぜ、こんなにも患部の回復が早まるのか。これから、私なりの解釈でご説明していきたいと思います。

そもそも、人間は双方向性の脳と体を持っています。脳と体とをつなぐ神経の流れを道路にたとえるならば、「上り方向（末梢から脳へ）」と「下り方向（脳から末梢へ）」との双方向道路になっているようなもの。その道路を、情報や刺激という〝車〟がさかんに行き交っているわけです。

こうした情報や刺激は、電気信号というかたちで神経の〝道路〟を伝わっていきます。電気ですから、末梢から脳への刺激情報も、脳から末梢への指令も一瞬のうちに伝達されます。

たとえば、ちょっとよろけて、足のすねを柱にしたたかにぶつけてしまったとしましょう。そのときの〝痛み情報〟は、足のすねから脳への〝上り車線〟を瞬時にかけ上っていくことになります。また、脳が「痛い！」と知覚した後は、「ぶつけた足を手で抱えろ」「すねの様子を確認しろ」といった指令が下され、体の末梢への〝下り車線〟を一気に駆け巡っていくことになるわけです。

すなわち、こうした双方向車線の流れが滞りなく機能しているからこそ、私たち人間は、日々の行動を何の問題もなく、スムーズに運ぶことができているのです。日本の経済だって、中心地の東京と地方とをつなぐ輸送網があって、上り下り双方向でいろいろな物資をさかんにやりとりしているからこそ機能しているわけです。もし道路があちこちで寸断されて物資が流通しなくなったら、あっという間にあちらこちらの町で問題が発生することになるでしょう。人間の体も、それと同じようなものなのかもしれません。

そして私は、この神経の双方向の連絡性が高まることが、患部のトラブルの問題をより早く解消させることにつながっているのではないかと睨《にら》んでいるわけです。

HELP信号を受信すると、脳が修復指令を出す

もうちょっと、双方向性について考えてみましょう。

みなさんは、双方向車線の神経の道路がまったく機能しなくなってしまったら、どうなると思いますか？

そう。体が動かなくなってしまいます。

わかりやすい例を挙げるなら、脳梗塞などによる半身まひ。これは要するに、脳神経がダメージを受けて、脳からの指令が末梢に伝わらなくなり、半身を動かすことができなくなってしまう状態です。また、こういう状態になると、末梢を刺激しても、脳がそれを感じ取れなくなります。まひした部分の皮膚をつねって『痛み刺激』を与えても、脳はその痛みを感じることができません。神経の〝道路〟が崩壊して機能しなくなっているために、脳と体との双方向のやりとりができなくなってしまうのです。

ただし、この神経の〝双方向道路〟は、修復することが可能です。

たとえ、脳梗塞で手足がまひしてしまった人であっても、リハビリテーションで手足を地道に動かしていけば、ある程度の機能回復が見込めるのはご存じでしょう。こうしたリハビリテーションは、いったん失ってしまった双方向性の機能を、少しずつ取り戻していくようなもの。手足をわずかずつ動かして信号を送り続け、失われてしまった〝道路〟を1ミリ1ミリつくり直すような作業と言えます。

そして、ここで重要なのは、そうやってわずかずつでも信号を発信し続けていれば、脳がそれに応えてくれるということです。言ってみれば、手足を動かして「回復させたい」というメッセージを繰り返し送っていれば、そのメッセージに反応して、脳が「じゃ、回復させるようにがんばろう」という姿勢を見せてくれるようになるわけです。

たとえば最近の研究では、脳梗塞で半身がまひしてしまったような場合、リハビリテーションをがんばって手足を動かし続けていると、「梗塞を起こしていない健全な側の脳」と「まひした半身」との間に新たな神経の通り道ができることがわかっています。言わばこれは、体の末梢から信号を送り続けたことによって、脳が「まひした体をなんとかしよう」と奮い立ち、〝新しいバイパスをつくる道路工事〟を進めてくれたようなものではないでしょうか。

もしかしたら、脳には、自分と体とをつなぐ〝双方向車線道路〟の状態が悪化してくると、それをなんとか回復させようとする働きがあるのかもしれません。それは、脳がズタズタになった〝道路〟の状況を見るに見かねて、工事の指令を出すようなものでしょう。そして、その工事指令は、ズタズタに寸断された道路を通じて末梢から「ＨＥＬＰ！」の信号が送られてくると、より緊急発動されるのかもしれません。

これは、あくまで私の仮説です。

でも、このように考えていくと、『神経最適化療法』で患部の治りが早まるという現象の説明がつく気がするのです。

つまり、『神経最適化療法』で『痛みの領域』をマスクすると、「ＨＥＬＰ！」の信号がより効率的に脳に送られるようになるのではないでしょうか。すると、その救助要請に脳が応えて、患部の領域に向けて、たくさんの緊急車両や援助物資を送る指令を下すことになる。だから、考えられないようなスピードで患部が回復するのではないでしょうか。

また、先にも述べましたが、痛みの神経は細く、圧覚や触覚の神経は太くできています。患部の領域を封鎖して圧覚や触覚に訴えかければ、その分、患部から通常よりも大量の電気信号が脳に送られることになるわけです。ひょっとしたらその大量に送られてきた刺激を脳が「ＨＥＬＰ！」の信号と受け取っているのかもしれません。だから、脳が「このエリアこそがいちばんの重点ポイントなんだ」と認識して、〝封鎖エリア〟を特別に早く回復させる指令を下すようになるのではないでしょうか。

これも現段階では仮説にすぎませんが、私は十分に可能性があるものなのではないかと考えています。いずれにしても、こうした可能性も見据えつつ、今後この問題についてよりいっそうの研究を進めていこうと思っています。

患部を封鎖すると、皮膚温が上がり脳波も安定する

なぜ「患部の治りが早まるのか」という問題について、2点ほどつけ加えておきましょう。

ひとつは、『痛みの領域』にマスクシートを貼って封鎖すると、その領域の皮膚温が上昇するということです。

これは、『サーモグラフィー』という装置を用いて、当院が独自で研究・測定した結果、判明しました。みなさんもテレビの健康番組などで見たことがあるかもしれませんが、サーモグラフィーで測定すると、温度の高いところは赤っぽく映り、温度の低いところは青っぽく映ります。あの装置を使って、患部にマスクシートを「貼る前」と「貼った後」に測定してみたわけですね。

すると、「貼る前」はサーモグラフィーで青く映っていた『痛みの領域』が、「貼った後」には赤く変化したことが確認されました。すなわち、マスクシートで封鎖した

ことにより皮膚温が上昇したことが明らかにされたわけです。

貼ったところの温度が上昇したのは、どういうことを意味するのでしょうか。

少なくとも、その患部領域の血行がよくなっているということは言えると思います。また、血行がよくなって新鮮な血液が入ってくると、酸素や栄養がふんだんに送られてくるということになります。当然、その領域の細胞は活気づくでしょうし、弱った神経も働きを取り戻します。きっと、細胞の新陳代謝なども、より活発になるのではないでしょうか。ですから、皮膚温が上昇することによって、患部の回復力が大きく高まっているのではないかと推測できるわけです。

そういえば、私の普段の治療経験から言っても、患者さん方にマスクシートを貼っていると、治療が進むにつれ、その領域の肌の色がだんだん〝健康色〟になっていきます。血色やツヤもよくなってきて、見るからに〝健康そうな感じの肌〟に変わってくるのです。

それに、1日貼っていたマスクシートをはがすと、たいてい貼っていた部分だけ汗をかいているもの。これも、患部の領域の温度が上がって代謝活動が高まっていることのひとつの表われなのかもしれません。

さらに、先にご紹介した電気通信大学の坂本和義名誉教授との除痛作用の実験において、もうひとつ明らかになった効果があります。それは、『脳波が安定する』ということ。脳波計を用いて、マスクシートを「貼る前」と「貼った後」とでの脳波を比較すると、明らかに「貼った後」のほうが安定することが確認できたのです。

痛みの刺激というものは、脳波を乱す大きな要因のひとつですから、これは、痛みが消えたり減ったりしたことによって「脳がリラックスできるようになった」ということを示しているのでしょう。

ただ、もっとシンプルな見方をすれば、この脳波の実験により、「患部領域をマスクする」という行為が、「確実に脳に影響をもたらしている」という事実が明らかになったわけです。

私は、『痛みの領域』をマスクシートで封鎖するという行為には、脳にそのエリアを〝特別扱い〟させる働きがあるような気がしています。もしかしたら、脳波の安定ぶりでもわかるように、脳が痛みという緊張刺激から解放され、リラックスしたことで、その〝封鎖されたエリア〟を特別視するようなギアが入るのかもしれません。

ともあれ、『皮膚温上昇』にしても、『脳波安定』にしても、今後「なぜ、患部の回復力が早くなるのか」という問題を解き明かしていくうえでの好材料となるのではないかと思っています。少なくとも、「患部をマスクシートで封鎖すると、脳と患部をつなぐ〝双方向車線道路〟の流れがいい方向にシフトしていく」ということは言えるのではないでしょうか。

頸椎の神経が元気を取り戻せば、頭痛も消えていく

『神経最適化療法』を行なうと、「なぜ患部の回復が早まるのか」についておわかりいただけたでしょうか。

では、ここでいま一度、慢性の頭痛にフォーカスを当ててみましょう。

どうして『神経最適化療法』によって頭痛がすっきり治るのか。

その質問にひと言で答えるなら、やはり「首の神経という患部がスピーディに回復するから」ということになると思います。

首の後ろにマスクシートを貼ることで、「ＨＥＬＰ！」の信号が大量に脳に届くようになり、脳と首との間の〝双方向車線道路〟の流れがよくなって、首の頸椎付近の神経が急速に元気を取り戻していく――と、こういった一連のメカニズムが働いているということになります。

おそらく、マスクシートで『痛みの領域』である首のエリアを封鎖したことにより、脳が「うわ、頸椎付近の神経が相当に弱っているな」と気がついて、「よし、ここを優先的に回復させよう」と、修復させるためのギアが入るのではないでしょうか。しかも、私の経験から言わせていただくと、このギアの入り方は、他の部位の場合よりもいちだんと強力であるような気がします。

脳と首は隣り合わせていて、たいへん近い距離にあります。脳からすれば、頸椎の神経なんて、自分の家を出てすぐの玄関先の道路のようなものでしょう。そんな〝すぐ近所〟でトラブルが発生していたことがわかったとなれば、当然放ってはいられません。ですから、脳は他の部位にもまして一生懸命になり、回復させるための緊急車両や救援物資をどんどん送るのかもしれません。

すなわち、首にある『痛みの領域』がマスクされると、回復への推進力がいきなりトップギアに入ったような状態となり、弱っていた頸椎付近の神経がみるみるうちに正常な機能を取り戻していくのです。

そして、頸椎付近の神経が回復するにつれ、頭痛が出なくなっていくのです。


現実に、私の元にいらっしゃる慢性頭痛の患者さんを見ていると、マスクをしたことで首の患部がどんどん回復していくのがわかります。

以下に、実際の患者さんのケースを紹介しましょう。

私を訪ねてくる慢性頭痛の患者さんは、みなさんかなり首の状態をこじらせてしまっていることが少なくありません。

Sさん（当時32歳）もそんな患者さんのひとりでした。Sさんはある銀行の窓口業務をされている女性で、頭痛とはかれこれ15年以上のつき合いでした。毎日のようにキリキリと頭を締めつけられるようなしつこい痛みに悩まされ、仕事などで疲れてくるとその痛みがいっそうひどくなったと言います。当然、鎮痛薬とのつき合いも長いのですが、最近は強い薬を飲んでも効きが悪く、痛みのせいで仕事に集中できず、困り果てていらっしゃいました。

首を診察してみると、頸椎の3番から4番にかけてのエリアがたいへん弱っています。Sさんご自身は、首に関しては「首の後ろがこっているな」というくらいの認識しかないとおっしゃっていました。しかし、私がそのエリアを親指で押圧すると、軽く押しているだけなのに「イタタタタ!」と悲鳴を上げられます。これは、頸椎付近の神経がかなり弱っているサインです。私は、周辺を丹念に押しつつ、マーカーでそのエリアを囲み、『痛みの領域』を確定しました。

その後、患部に1枚ずつパッチを貼っていき、10枚ほど貼って『痛みの領域』を封鎖しました。すると、貼り終えたとたん、Sさんは「なんだか、頭が締めつけられる感じが消えた気がします」とおっしゃいました。つまり、1回の施術で痛みをほとんど封じ込めることに成功したわけです。

ただ、Sさんの首の状態から見て、これだけでは問題が解決されないことはわかっていたので、翌日も来院していただきました。案の定、あくる日やってきたSさんは、「まだ30%くらい痛みが残っているんです」と訴えられました。施術前の痛みが

「100」だとすると、それが「30」になったのですから、ひと晩で痛みの7割はなくなったというわけです。この時点ですでに、頸椎付近の神経は、かなり回復しつつあるといっていいでしょう。

しかし、『痛みの領域』を押して痛みがあるようでは、まだまだ完治とは言えないのです。再度首を押圧してチェックすると、Sさんは前日に封鎖したエリアの外側にも痛みを訴えられました。これは、私にとっては〝想定内〟のこと。痛みという犯人がマトリクスに沿ってなんとか逃げ出そうとしているわけです。私は、昨日の領域に加え、これらのポイントにもパッチ5〜6枚を貼って封鎖しました。これで必死に逃げる犯人を取り押さえたようなもの。すると、Sさんは「え!? 頭の痛みも首のこりも全部なくなったみたい」と言って、目を白黒させていました。

数日後、3回目の施術時には、Sさんは「先日以来、頭痛に悩まされることはまったくなくなりました」とおっしゃいました。初回の診察時からは見違えるくらい肌も健康的になっています。もっとも、「痛みというほどではないのですが、頭の周りに、もやっとする感じがまだ残っている気がするんです」とのこと。押圧して調べると、強く押したときに、まだ少し痛みが残っていることがわかりました。これは、患部の奥深いところの神経がまだ十分に回復していないという証拠です。私はさらに患部にパッチを貼り、もやもやした違和感をもたらしていた犯人に〝とどめ〟をさしました。

Sさんには、その後2回来院していただきました。4回目の来院時、首はどこを押しても痛くない状態になりました。もちろん、毎日のように悩まされていた頭痛は、ぴたりと消え失せました。念のために、その1週間後にも来ていただいたのですが、やはり首に異常は見られませんでした。今後の生活習慣上の注意点などを確認し、これでめでたく完治です。

私は、Sさんの勤めている銀行と取引があるので、たまに窓口で顔を合わせることがあります。その都度、「その後どうですか？　頭痛は大丈夫ですか」と聞いているのですが、5年以上経ったいまも再発はないとおっしゃっています。私の目には、窓口で応対しているSさんの笑顔が、心なしか、以前よりいっそう若々しく輝いているように映ります。

いかがでしょう。私のもとには多くの慢性頭痛の患者さんがいらっしゃいますが、ほとんどの方はSさんと同じような経過をたどっています。

つまり、首の患部の神経が元気を取り戻すとともに、頭痛に悩まされなくなり、長年つきまとわれてきた悩みに、きっぱり別れを告げられることになるわけです。

脳が〝その気〟になれば、首が回復して頭痛が治る

私は、普段こういうふうに多くの患者さんに施療をしていて、ときどき思うことがあります。それは、「『神経最適化療法』のいちばんの特徴は〝脳の治癒力を引き出す〟という点にあるのかもしれない」ということです。

考えてみてください。

首のようにすぐ近所でトラブルが発生していようとも、何も手を打たなければ、脳はなかなか重い腰を上げようとしません。頭痛が起きていようとも、首の状態がかなり悪くなっていようとも、手を打たずにいれば、問題解決への道は開かれないままと言っていいでしょう。

それなのに、首の後ろの『痛みの領域』を特定してきっちりエリアを封鎖すると、とたんに脳が〝その気〟になって「さあ、この首の神経を治すぞ」というモードに入るのです。

もしかすると、パッチやマスクシートで『痛みの領域』にフタをすることによって、脳の治療行動へのスイッチがオンになるのかもしれません。つまり、脳の治癒力を引き出すには、対象となるエリアを全面封鎖して「ここを特別に回復させてね」という信号を送ることが必要なのではないかと思えるのです。

ただし、このことを科学的にはっきりと証明するには、まだ多少の時間がかかるかもしれません。しかし、『神経最適化療法』によって首の神経がみるみる回復し、数多くの患者さんが慢性頭痛から解放されているのは、まぎれもない事実なのです。

私は、人間の脳は、植物で言えば〝巨大な根っこのかたまり〟のようなものだと思っています。また、PART2で、頸椎付近の神経は〝根っこに近い神経の幹〟であり、大後頭神経や小後頭神経などの頭皮の神経はそこから枝分かれした〝神経のこずえ〟だと申し上げました。頭痛の原因は、この〝神経の幹〟の部分が弱っているせい。〝神経の幹〟が弱ってきたために、頭部にぐるりと広がった〝神経のこずえ〟にガンガンする痛みやキリキリする痛みなどの症状が現われるわけですね。

でも、脳という〝根っこ〟とそこに近い〝神経の幹〟との連絡がよくなると、状況が大きく変わってくるのではないでしょうか。

これは私の想像なのですが、弱っているエリアにフタをして患部を特定すると、脳という〝根っこ〟がしっかり働き出して、弱っているところへ養分などを優先的に届けるようになるのではないでしょうか。そして、弱っていた〝神経の幹〟が回復すると、〝神経のこずえ〟のほうも痛まなくなり、イキイキとした生命力を取り戻していくことになるのではないでしょうか。

前に「茂った大木のなかの1本の枯れ枝」の話をしましたが、私は『神経最適化療法』を行なえば、どんな枯れ枝であろうとも、元の状態に回復させることができると考えています。

もちろん『慢性頭痛』という〝枯れ枝〟も例外ではありません。頸椎にある〝根っこに近い幹〟の部分を封鎖すると、ＨＥＬＰ信号が発信されて、脳という〝根っこ〟の力が引き出されます。すると、痛んでいた〝幹〟の神経が回復し、流れがよくなって、〝根っこ〟と〝こずえ〟との連絡性が高まっていきます。そして、枯れていた〝こずえ〟に十分な水分や養分が行き渡るようになっていきます。脳という〝根っこ〟をその気にさせれば、どんなに枯れた枝でも、再び青々とした枝葉を茂らせることができるのです。

つまり、それが神経を最適化するということ。脳と体とをつなぐ〝双方向車線道路〟の神経の流れを回復させれば、脳の治癒力が引き出されて、神経がどんどん本来の機能を発揮できるようになっていくのです。

〝ゆるんだネジ〟を締め直して、痛みから卒業しよう

さて——

この世の中には、慢性の痛みに悩まされている方がたくさんいらっしゃいます。頭痛に悩まされている人だけでも３０００万人以上。そして、これらの頭痛患者の

うちほとんどの方が病院に行ってもたいしてよくならず、長年にわたって症状をごまかしたり我慢したりしながら日々を送っています。なかには「治らなくても仕方ない」とあきらめかけている方も多いことでしょう。

読者のみなさんもそのひとりかもしれません。

しかし、あきらめる必要はありません。

理由はもうおわかりですね。

そう、『神経最適化療法』を行なえば、痛みは消えていくからです。

PART1で慢性の頭痛のことを「厄介なストーカー」のようなものだと申し上げましたが、長年しつこくつきまとってきた痛みを解消させることができるのです。神経の流れを回復して、脳と体の連絡をよくしていけば確実に解消できます。『痛みの領域』をマスクして、脳の治癒力を引き出していけば、痛みという〝嫌なやつ〟の顔を二度と拝まずに済むのです。

だったら、試してみるべきだと思いませんか?

そもそも人間は、痛みをごまかしたり我慢したりして悪い状態を放っていると、その状態に慣れてしまう傾向があります。神経が弱っている状態を日々持ち越しているうちに、「弱っている状態」を当たり前の状態として感じるようになってしまうのです。

しかし、そうやって痛みを日々持ち越していても、いいことなんかひとつもありません。何もせずに放っておいたら、状態が悪くなることはあっても、よくなることはないのです。

私は、頭痛をはじめとした慢性の痛みは、イスや机などの家具がネジがゆるんだときに起こるガタつきに似ていると思います。

日曜大工をする方ならおわかりと思いますが、イスや机などの家具を組み立てるときは、すべてのネジをきっちり締めていかなくてはなりません。1か所でもネジがゆるんだところがあると、全体が微妙にずれてしまい、家具自体に小さなガタつきが現われてしまいます。

そして、その微妙なネジのゆるみを放ったままで家具を使い続けていると、日々気づかないうちにだんだんゆるみが大きくなっていってしまう。小さな痛みを放って持ち越しているうちに、だんだん痛みが大きくなってしまうわけです。そのまま〝ネジのゆるみ〟が大きくなっていけば、ガタつきがひどくなり、そのイスや机はいつ倒れるかわからない状態になってしまうでしょう。

ですから、どんな〝小さなネジのゆるみ〟であろうとも、放っておいてはいけないのです。

慢性の痛みを引きずる毎日は、もういい加減に卒業しましょう。頭痛だけではありません。腰痛だって、ひざ痛だってみんな治すことができるのです。

『神経最適化療法』を行なえば、すべてのネジをきっちり締め直して、体がまったくガタつかない日々を送れるようになります。痛みに悩まされる日々に別れを告げて、新しい毎日をスタートさせることができるのです。

痛みがなくなると、その人の人生は大きく変わる

体のネジを締め直して、痛みに別れを告げれば、みなさんの毎日はきっと大きく変わるはずです。

みなさんは痛みのない毎日が想像できるでしょうか。

頭痛であれば、もうガンガンする痛みやキリキリする痛みに耐える必要がなくなるのです。鎮痛剤に頼る必要もなくなるのです。大切な仕事や旅行、ドライブなどのときに、「もし頭痛になったらどうしよう」と心配する必要もなくなります。仕事で忙しい最中にあまりに痛くて休まなければならないようなとき、上司や同僚から白い目で見られることもなくなります。

こういう我慢や心配をする必要が一気になくなるわけです。それこそ、ずっと縛られ続けていた頭痛という〝足かせ〟から解き放たれたような状態と言っていいのではないでしょうか。

こうした〝足かせ〟がなくなれば、きっと、みなさんは周りのいろんなことに対してより積極的に取り組むことができるようになるでしょうし、フットワークも軽くなって、普段の生活の行動半径なども大きく広がるのではないでしょうか。

おそらく、仕事だけでなく家事などのルーティンワークにもイキイキと取り組めるようになるでしょうから、仕事や作業がはかどって、周りの人の目や評価も違ってくるかもしれません。

それに、何より気持ちが明るくなると思うのです。

人の心の明暗は、痛みがあるのとないのとでは大きく違ってきます。たとえば、頭痛に長年悩まされてきた方などは、よく「どんなに気持ちのいいお天気の日でも、頭痛発作に悩まされているときは、土砂降りのような気分になってしまう」とおっしゃいます。

でも、もうそんなことで暗い気分にさせられることはなくなります。自分も他の人と同じように、天気のいい日には思いっきり晴れ晴れとした気分を満喫できるようになるのです。

しかも、痛みが消え、気持ちが明るくなると、たとえストレスなどがあっても前向きにとらえられるようになり、日々の出来事をプラス思考で考えられるようにもなっていきます。そして、そういうふうにいつも前を向いていると、心だけでなく体にもいい影響が現われるようになります。きっと、体調がよくなったり、体が軽く感じられるようになったり、いろいろなプラスの変化が現われてくるのではないでしょうか。

つまりこのように、痛みが消えて〝足かせ〟から解き放たれると、みなさんの人生におけるさまざまなことがいい方向へとシフトしていくのです。それこそ、いままでずっとマイナスのスパイラルで回っていたことが、すべてプラスのスパイラルで回り始めたというくらいの変化があってもおかしくありません。

実際、私がこれまでの治療で見てきた患者さんにも、そういう方々がとても大勢いらっしゃいます。

私は「痛みがなくなる」ということには、人の人生を変えるくらいの大きな力が宿っていると思うのです。

痛みをなくして、神経の流れがよくなると、毎日の生活の流れはもちろん、人生の流れもよくなっていくものなのではないでしょうか。

〝主導権〟を握って、〝攻めの姿勢〟で痛みを従わせよう

私たちは、慢性の痛みに対する姿勢や考え方をそろそろ変えるべきときに来ているのかもしれません。

たとえば、頭痛に悩まされてきたみなさんにお聞きしますが、これまで頭痛という痛みに対して、どちらかと言えば〝受け身の姿勢〟で接してきたのではないでしょうか。「頭痛が出てしまったら、もうどうしようもない」という姿勢で、鎮痛剤を飲んだり我慢してやりすごしたり……。そういうふうに、これまでは痛みに対して、受け身の行動をとるしかなかったわけです。

でも、これからは〝受け身〟ではなく、積極的な〝攻めの姿勢〟に転じましょう。痛みに対して、能動的に働きかけていくべきだと思うのです。

なぜなら、『神経最適化療法』を行なって痛みを封じ込めれば、〝主導権〟をこちらの手に握れるから。これまでは守勢に回って痛みに従っているしかなかったわけですが、〝主導権〟を手にした以上、もう縮こまっている必要はありません。こちらからどんどん攻めていって、こちらに都合がいいように痛みを従わせていけばいいと思います。

つまり、これまでと立場を逆転させるわけですね。

私は、痛みを従わせながらコントロールしていくことも十分に可能だと思います。たとえば、プロのスポーツ選手やアスリートなどは、毎日のように体を酷使しているわけですから、痛みと無縁でいるわけにはいきません。小さな痛みやケガはつきものでしょう。それに、痛みは体のトラブルやコンディションの不調を知らせてくれるサインでもありますから、そのサインに対して日々しっかり注意を払いながら調整をしていく必要もあります。

でも、『神経最適化療法』をマスターして自在に痛みを封じ込められるようになれば、痛みをうまくコントロールできるはずです。痛みをこじらせたりケガを長引かせたりすることもなくなるでしょう。また、そういうふうに痛みを完全に自分の管理下に入れることができれば、わずかでも痛みがあったときに、その日の自分のコンディションが低下していることに気がつきます。こうした小さなサインを目安にしながら日々の体調を整えていけば、常にコンディションを良好な状態にキープして、最高のパフォーマンスを発揮できるようになるのではないでしょうか。

すなわち、これからは、痛みを従わせて、自分の支配下に入れて管理していくべきなのです。

これはもちろん、スポーツ選手やアスリートに限ったことではありません。一般の方々も受けに回ることなく攻めの姿勢で接していけば、痛みをコントロールしながら、自身の健康レベルを引き上げていくことができるようになるでしょう。

ですから、みなさんも痛みに対する姿勢を変えてください。頭痛に対する姿勢を変えて、どんどん攻めていってください。しっかり〝主導権〟を握って、みなさんの足元に痛みをひれ伏させましょう。

痛みをのさばらせてはいけません。

痛みという問題に対しては、放置したり目を背けたりしていてはダメ。長引かせたらろくなことはありません。痛みという問題にしっかり向き合って、なるべくその場でカタをつけるようにしていきましょう。

私は、頭痛をはじめとした痛みを自分の管理下に入れて、痛みをのさばらせない方法をしっかりマスターしていけば、多くの人がこれからの人生において〝本当の意味での健康〟を実現できると考えています。

さあ、みなさん、もうしつこい頭痛にわずらわされることはありません。頭痛にしつこくつきまとわれることのない毎日がどんなにすがすがしいか、思う存分に満喫してください。

頭痛にぴったりフタをしてしまいましょう。

痛い思いをしない人生、苦しい思いをしない人生のレールは自分で敷くことができるのです。ぜひそのレールをつくっていこうではありませんか。

おわりに

痛みは〝見える化〟できるものだった！

じつを言うと、私はこれまでの人生で痛みにさんざん〝痛い目〟に遭わされてきています。

頭痛、腰痛、坐骨神経痛、胆嚢炎《たんのう》、腎盂炎《じんう》、腎臓結石、尿管結石、急性肝炎、ひざ痛、股関節痛、足関節痛……まだありますが、我ながらいろんな痛みに苦しめられてきたものです。それに、極めつけは心筋梗塞……あのときの痛みときたら、本当にこれで自分もおしまいかと思いました。

とにかく、私自身、痛みのつらさは嫌というほど思い知らされてきました。いま、多くの方々の痛みを取り除く仕事に就いているのも、こうした経験が影響しているのかもしれません。

でも、これだけ〝痛い目〟に遭ってきているのにもかかわらず、私は不思議と痛みに対して怖さや不安を感じません。

私はしょっちゅう、その理由を自分で考えます。

これまでは「痛みが現われても、すぐ自分でマスクシートを貼って治せるようになったからかな」と思っていたのですが、最近になってもうひとつの別の理由に思い当たりました。

私には〝痛みが見える〟のです。見えるからそんなに怖くないのです。

そもそも、人間は得体の知れない〝見えないもの〟に対して恐怖や不安をつのらせるものです。お化けだって宇宙人だって、見えないし、実体がよくわからない存在だから怖いと感じるわけです。それと同じように、〝痛み〟も普通は目で把握することができません。だから、痛みに襲われることに対して恐怖や不安を抱く人が多いのではないでしょうか。

しかし、私には〝かたち〟のあるものとして見えます。

言ってみれば、『神経最適化療法』は、痛みを〝見える化〟して取り押さえていくメソッドのようなものです。毎日毎日多くの患者さんにマスクシートを貼って、痛みを見えるかたちにしたうえで治してきたわけです。

きっと、そうやって痛みを〝見える化〟することに慣れているから、そんなに怖さを感じないのではないでしょうか。

本文中でも申し上げましたが、痛みには領域があり、指で押して痛いところと痛くないところをまんべんなくチェックしてマーキングしていくと、体の『痛みの領域地図』が出来上がります。

これは、痛みを見えるかたちに〝可視化〟したものと言っていいでしょう。

そして、その『痛みの領域』にマスクシートを貼っていくと、痛みにフタをするように封じ込めることができる。マスクシートの突起が圧覚や触覚を刺激して、痛みが脳に伝わるのをブロックするわけです。

しかも、そうやって痛みという〝犯人〟を取り囲むと、その〝犯人〟がどういう道をたどって逃走するかも手にとるようにわかります。マトリクスを用いれば、痛みがどういうラインを通って移動するかもお見通しですから、そこを押さえていけばいいわけですね。

こうやってみると、痛みという存在は、意外に単純な行動をとるヤツであり、わりと手なずけやすいヤツなのかもしれません。

この本をお読みになったみなさんのなかには、長年にわたって痛みにわずらわされている方も多いことと思います。でも、みなさんも一度しっかり自分の痛みを〝見える化〟してみてください。目に見えるかたちにしたうえで、痛みという〝犯人〟を取り囲んで追い込んでいってみてください。

そうすれば、きっと痛みに対する見方や対し方がいままでと違ってくるのではないかと思います。少なくとも、正体もわからない〝犯人〟に怯《おび》え続けるようなことはなくなるのではないでしょうか。


この本では、慢性の頭痛という疾患にスポットを当てながら、『神経最適化療法』という「痛み治療の新しいかたち」をご紹介してきました。

どうでしょう。みなさん、頭痛などの痛み治療に対して抱いていた〝常識〟が大きく変わったのではありませんか？　健康や医療の〝常識〟は、ちょっとした新発見でもあれば、すぐにくつがえってしまうもの。もう過去の〝常識〟にとらわれる必要はまったくないと思います。

〝コロンブスの卵〟ではありませんが、発想や見方を変えれば、一見難しそうな問題にも、まったく新しい答えがあることに気づかされるものです。私は今回この本において痛みの治療法に関しても〝まったく新しい答え〟があることを提示させていただいたつもりでおります。

最後までお読みいただいてありがとうございました。

痛みというものは、封じ込めることができます。扱い方さえ覚えてしまえば、そんなに怖いものではなくなっていきます。

それは、先にもお伝えしたように、私も過去、いろいろな痛みで苦労してきたからこそ言えることです。

この本でご紹介してきたノウハウが、みなさんの痛みや苦労を減らすためのお役に立てば、こんなにうれしいことはありません。

齊藤徳翁（さいとう・のりお）

1958年生まれ。柔道整復師。東海鍼灸整骨院、スーパーメディカルセンターの両院を経営。日本アスリートエイド協会会長、NPO 法人統合医療協会代表理事。会社員時代に大病を患った経験から柔道整復師を志す。以後、臨床にあたりながら痛み解消のメカニズムの研究を続け、その成果を日本東方医学学会、日本柔道整復接骨医学会、日本慢性疼痛学会などで精力的に発表。本書で紹介した『神経最適化療法』などで10の特許を取得し、東京を中心に治療家向けのセミナーも開催している。また、痛みに苦しむ世界の人々を救おうという決意のもと、東海大学大学院にて７人の教授・博士とともに「Closing Pandora」というチームを結成、「Project I close Pandora's box」と銘打ったプロジェクトで、病気が蔓延するパンドラの箱を閉めるための研究を続けている。他著に『膝痛解消！神の手を持つ13人』（現代書林）がある。

スーパーメディカルセンター
http://www.super-medical.jp/
〒410-0057　静岡県沼津市高沢町3-15
電話：055-922-5855

ひと晩でズキズキ頭痛が7割消える!
簡単マスクシートで肩こり・疲れ目もすっきり解消

2014年9月20日　第1刷発行

著　者　齊藤徳翁
発行者　見城 徹
編集人　福島広司
発行所　株式会社 幻冬舎
〒151-0051 東京都渋谷区千駄ヶ谷4-9-7
電話　03(5411)6211(編集)　03(5411)6222(営業)
振替　00120-8-767643
印刷・製本所　株式会社 光邦

検印廃止

ISBN978-4-344-02644-5 C0095
幻冬舎ホームページアドレス　http://www.gentosha.co.jp/
この本に関するご意見・ご感想をメールでお寄せいただく場合は、
comment@gentosha.co.jpまで。

GENTOSHA